专家与您面对面

冠心病

U0206411

主编/牛换香 江 莉

中国医药科技出版社

图书在版编目（CIP）数据

冠心病 / 牛换香，江莉主编 . -- 北京：中国医药科技出版社，2016.1
（专家与您面对面）
ISBN 978-7-5067-7666-0

Ⅰ. ①冠… Ⅱ. ①牛… ②江… Ⅲ. ①冠心病－防治 Ⅳ. ① R541.4

中国版本图书馆 CIP 数据核字 (2015) 第 144459 号

专家与您面对面——冠心病

美术编辑　陈君杞
版式设计　大隐设计

出版　中国医药科技出版社
地址　北京市海淀区文慧园北路甲 22 号
邮编　100082
电话　发行：010-62227427　邮购：010-62236938
网址　www.cmstp.com
规格　880×1230mm $\frac{1}{32}$
印张　5 $\frac{1}{8}$
字数　81 千字
版次　2016 年 1 月第 1 版
印次　2017 年 5 月第 2 次印刷
印刷　北京九天众诚印刷有限公司
经销　全国各地新华书店
书号　ISBN 978-7-5067-7666-0
定价　19.80 元
本社图书如存在印装质量问题请与本社联系调换

内容提要

冠心病怎么防？怎么治？本书从"未病先防，既病防变"的理念出发，分别从基础知识、发病信号、鉴别诊断、综合治疗、康复调养和预防保健六个方面进行介绍，告诉您关于冠心病您需要知道的有多少，您能做的有哪些。

阅读本书，让您在全面了解冠心病的基础上，能正确应对冠心病的"防"与"治"。本书适合冠心病患者及家属阅读参考，凡患者或家属可能存在的疑问，都能找到解答，带着问题找答案，犹如专家与您面对面。

专家与您面对面

丛书编委会（按姓氏笔画排序）

前言

"健康是福"已经是人尽皆知的道理。有了健康,才有事业,才有未来,才有幸福;失去健康,就失去一切。那么什么是健康?健康包含三个方面的内容,身体好,没有疾病,即生理健康;心理平衡,始终保持良好的心理状态,即心理健康;个人和社会相协调,即社会适应能力强。健康不应以治病为本,因为治病花钱受罪,事倍功半,是下策。健康应以养生预防为本,省钱省力,事半功倍,乃是上策。

然而,污染的空气、恶化的水源、生活的压力等等,来自现实社会对健康的威胁却越来越令人担忧。没病之前,不知道如何保养,一旦患病,又不知道如何就医。基于这种现状,我们从"未病先防,既病防变"的理念出发,邀请众多医学专家编写了这套丛书。丛书本着一切为了健康的目标,遵循科学性、权威性、实用性、普及性的原则,简明扼要地介绍了100种疾病。旨在提高全民族的健康与身体素质,消除医学知识的不对等,把健康知识送到每一个家庭,帮助大家实现身心健康的理想。本套丛书的章节结构如下。

第一章 疾病扫盲——若想健康身体好,基础知识须知道;

第二章 发病信号——疾病总会露马脚,练就慧眼早明了;

第三章 诊断须知——确诊病症下对药,必要检查不可少;

第四章 治疗疾病——合理用药很重要，综合治疗效果好；

第五章 康复调养——三分治疗七分养，自我保健恢复早；

第六章 预防保健——运动饮食习惯好，远离疾病活到老。

按照以上结构，作者根据在临床工作中的实践体会，和就诊时患者经常提出的一些问题，对 100 种常见疾病做了系统的介绍，内容丰富，深入浅出，通俗易懂。通过阅读，能使读者在自己的努力下，进行自我保健，以增强体质，减少疾病；一旦患病，以利尽早发现，及时治疗，早日康复，将疾病带来的损害降至最低限度。一书在手，犹如请了一位与您面对面交谈的专家，可以随时为您答疑解惑。丛书不仅适合患者阅读，也适用于健康人群预防保健参考所需。限于水平与时间，不足之处在所难免，望广大读者批评、指正。

编者

2015 年 10 月

目录

第3章 诊断须知

——确诊病症下对药，必要检查不可少

第4章 治疗疾病

——合理用药很重要，综合治疗效果好

第5章　**康复调养**
　　——三分治疗七分养，自我保健恢复早

第6章　**预防保健**
　　——运动饮食习惯好，远离疾病活到老

第 1 章

疾病扫盲

若想健康身体好，基础知识须知道

什么是冠心病

　　冠心病是冠状动脉粥样硬化性心脏病的简称。指供给心脏营养物质的血管—冠状动脉发生严重粥样硬化或痉挛，使冠状动脉狭窄或阻塞，以及血栓形成造成管腔闭塞，导致心肌缺血缺氧或梗死的一种心脏病，亦称缺血性心脏病。

　　冠心病是动脉粥样硬化导致器官病变的最常见类型，也是危害中老年人健康的常见病。本病的发生与冠状动脉粥样硬化狭窄的程度和支数有密切关系，但少数年轻患者冠状动脉粥样硬化虽不严重，

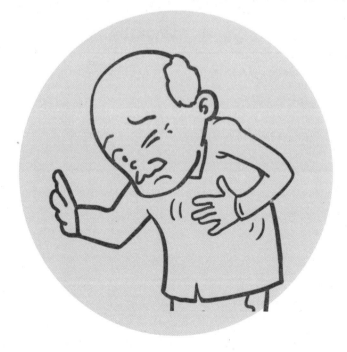

甚至没有发生粥样硬化，也可以发病。也有一些老年人冠状动脉粥样硬化性狭窄虽较严重，并不一定都有胸痛、心悸等冠心病临床表现。因此，冠心病的发病机制十分复杂，总的来看，以器质性多见，冠状动脉痉挛也多发生于有粥样硬化的冠状动脉。

冠心病有哪几种类型

（1）心绞痛型。表现为胸骨后压榨感，闷胀感，持续3～5分钟，常发散到左侧臂部，休息和含化硝酸甘油缓解。

（2）心肌梗死型。疼痛部位与以前心绞痛部位一致，但持续更久，疼痛更重，休息和含化硝酸甘油不能缓解。

（3）无症状性心肌缺血型。有广泛的冠状动脉阻塞，心肌缺血却没有心绞痛发作。

（4）心力衰竭和心律失常型。部分患者出现心力衰竭的表现，如气紧，水肿，乏力等，还有各种心律失常。

（5）猝死型。指由于冠心病引起的不可预测的突然死亡，在急性症状出现以后1小时内发生心脏骤停所致。

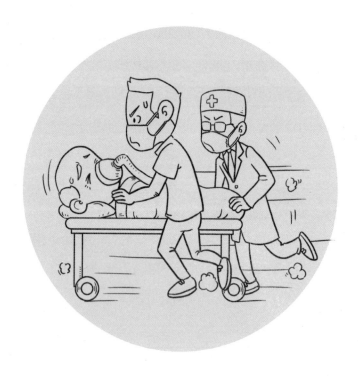

心脏怎样工作

　　心脏是血液循环系统的"动力泵"，也是"生命之泵"。心脏的泵血情况关系着人体的生命和健康。心脏的工作效率非常惊人。心脏每搏动 1 次所搏出的血液量，叫心搏量（每搏量）。健康的成年人每次心搏量约为 70ml。如果心脏每分钟跳动 75 次，那么，1 分钟就可以搏出血液 5250ml。血液的比重是 1.06，即一升血液的重量是 1.06kg。这样，一侧心室每分钟搏出的血液约为 5.6kg。左心房和右心室搏出的血液量是相等的，因此，两侧心室每分钟排出的血液总共重 11.2kg。1 小时两侧心室排出的血液 630L，约 672kg，大约是成年人体重的 10 倍。24 小时两侧心室搏出的血液量为 15128L，约重 16t（吨）。这就是说，在这一天中两侧心室搏出的血液总量，用 3 辆载重 5t 的大卡车也拉不完！一年 365 天，心脏搏出血液的重量约 5840t，这是多么惊人的数字啊！

上述是在安静状态下心脏的工作量。如果进行体力劳动或剧烈活动，不仅每次心跳时搏血量增加，而且每分钟心跳次数也比平常增加，这时心脏搏血的做功就更多了。

即使在睡眠状态下，心脏也仍在不停地工作。在睡眠 8 小时内心脏所做的功，相当于能把一辆小汽车举到 2m 以上。如果用心脏做功的力量举动心脏自己，则 8 小时足可以将其举到 20km 以上的高度。

小小的心脏为什么能有这么大的工作能力？这和解剖生理特性有关。首先，心脏起搏传导系统发放冲动很有规律，很有节奏，先使心房收缩，后使心室收缩，既不会同时收缩，也不会反过来。如果发生错乱，心脏搏血功能将会受到严重影响，其结果则可想而知。其次，心肌如正在收缩，无论多么强大的刺激，它都不会发生反应。只有在舒张松弛时，才会接受刺激而收缩。

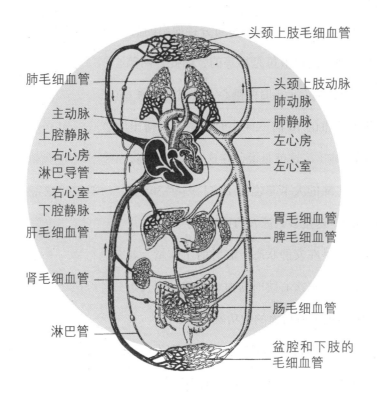

头颈上肢毛细血管

肺毛细血管

头颈上肢动脉
肺动脉
肺静脉
左心房

主动脉
上腔静脉
右心房
淋巴导管
右心室
下腔静脉
肝毛细血管

左心室

胃毛细血管
脾毛细血管

肾毛细血管

淋巴管

肠毛细血管

盆腔和下肢的
毛细血管

　　心脏不仅善于工作,也很会休息,心脏的工作方式是非常经济的。心房心室不仅交替工作,交替休息,而且收缩后一定时间内还同时松弛,同时休息。

　　所以说心脏的工作真正是劳逸结合,它以一半以上的时间在休息。1天24小时,工作不到9小时,休息超过15小时;在舒张期休息,在收缩期各个部分也轮流休息。正因为如此,心脏才保持着强大的工作能力,使血液循环永不停息。

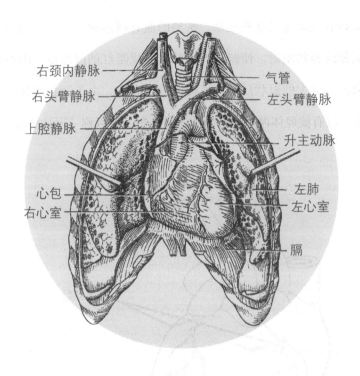

右颈内静脉
右头臂静脉
上腔静脉
心包
右心室
气管
左头臂静脉
升主动脉
左肺
左心室
膈

🧑 冠状动脉在哪里

心脏的工作效率很高，消耗的能量也很多。心脏本身的营养和能量是从哪里来的呢？是由冠状动脉供给的。正因为营养心脏的血管像帽子一样戴在心脏上，所以叫冠状动脉。

冠状动脉有左右两条，从主动脉根部分出来，然后再分成小支，像蚯蚓一样盘绕在心脏外面，逐渐分成无数小支进入心肌内。营养物质和氧气就通过这些复杂、密集的血管网送到心脏。心肌细胞吸取氧和营养物质后，使鲜红的动脉血变成暗红的静脉血，由小静脉逐渐汇合成大的冠状动脉，直接流进右心房。由于冠状动脉的分布特殊，没有流经体循环，且循环途径也短，所以称"冠状循环"。

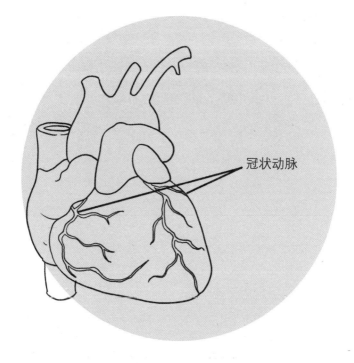

冠状动脉

　　冠状循环虽然很短，但血流量却很大。人体在安静时，通过冠状循环的血流量，大约占心脏输出血量的 1/20（4% ~ 5%）。如 1分钟心输出量（心排血量）是 5000ml，则流经冠状动脉的血量大约有 250ml，这个数量是很大的，因心脏的重量一般只有 260g 左右，1

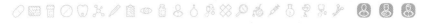

分钟流入冠状动脉的血量几乎等于心脏本身的重量。运动或体力劳动的时候，心输出量可增加 4～5 倍，甚至每分钟可达 30L，冠状动脉的血流量可增加 4～5 倍以上，每分钟可超过 1200ml，是心脏本身重量的 5 倍多。

冠状动脉循环的血流量只有这么大才能保证心肌的营养和代谢的需要。心脏工作量越大，需要能量越多，冠状动脉血流量也越多。实际上，如果冠状动脉循环正常，无论怎样剧烈运动，心脏本身也不会缺乏营养物质和氧气。反过来，如冠状动脉受到损害（如发生冠状动脉粥样硬化），致使管腔狭窄，心肌缺血、缺氧，此时对心脏将造成极大的危害。

冠状动脉在心脏收缩时血流暂时停歇，舒张时血流快速灌注，血流量改变幅度较大。左、右冠状动脉像树枝一样，逐渐分支，其小分支深入心肌层供应血液。心壁的冠状动脉多近似直角地进入心肌内，而它们的管径很小，比火柴梗略粗，有着喷嘴样的功能，这些解剖结构和血液流力学因素，使它们易发生动脉粥样硬化。

冠状动脉循环有很大的潜力，供应心肌的冠状动脉各分支之间犹如纵横的河流，有许多分支。平时血液流动主要走"主航道"，一旦冠状动脉的一个较大的血管支被阻塞后，血液还可通过"小河"流动，以保证阻塞血管远端的心肌血液供应，这就叫作冠状动脉的"侧支循环"。

年龄与冠心病有什么关系

　　动脉粥样硬化是一个逐步发生发展的过程，需要一定时间，现在的看法是年龄很小就开始了，发展到一定程度引起动脉管腔狭窄阻塞性的病变常在 40 岁以后。男性年龄超过 40 岁患病率随年龄的增长而升高，而且是年龄每增长 10 岁，患病率上升1倍。女性发病年龄平均较男性晚 10 岁，但绝经后的女性患病率与男性接近。

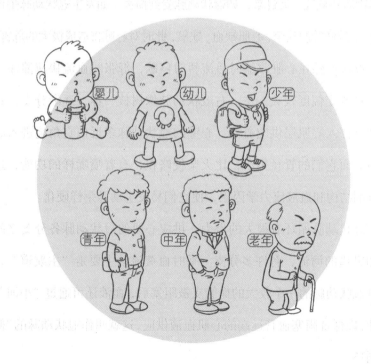

在青壮年，甚至少年儿童死亡者的尸检中发现，他们的动脉有早期的粥样硬化病变脂纹的存在，提示儿童时期粥样硬化病变就已经开始了。

冠心病的发病有性别差异吗

在冠心病的危险因素中，没有比性别的作用更大的了。冠心病发病以男性多见，男女比例约为2：1。统计资料表明，妇女寿命平均比男子长8年；男子病死中40%以上与冠心病有关。女性发生动脉粥样硬化并引起心、脑、周围血管症状比男性晚，一般常在绝经期以后。这是由于绝经后女性激素（雌激素）的减少和高密度脂蛋白的减少所致。绝经后女性动脉粥样硬化发展速度较快，一般到60岁以后男女发病率趋于相同。

高血脂是冠心病的元凶

胆固醇升高仍是我国人群冠心病的危险因素，而血脂升高与人群摄取过多脂肪和胆固醇有关。与动脉粥样硬化关系最为密切的即为低密度脂蛋白的升高（高胆固醇）。极低密度脂蛋白（高甘油三酯）升高也可引起病变。而高密度脂蛋白（HDL）尤其是它的亚组分增高时，动脉粥样硬化发生率却反而降低，是相反的关系。

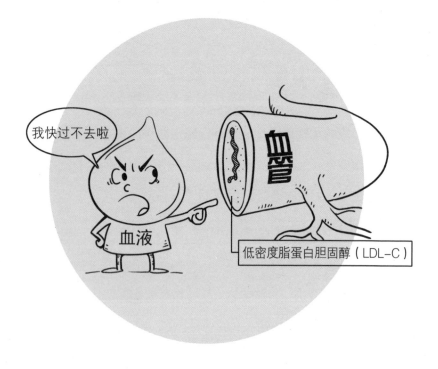

此外，血中载脂蛋白也与动脉粥样硬化的生成有一定关系，载脂蛋白 E3 使含胆固醇的脂蛋白进入细胞进行代谢。我国人群血中载脂蛋白 E3 远高于西方人，可能是我国冠心病发生率低于西方国家的原因之一。近年认为，载脂蛋白的降低和载脂蛋白的增高也是致病因素。冠心病的发生与脂质代谢失常密切相关，其本质是动脉血管壁对从血浆侵入的脂质的反应。

👨 高血压是冠心病的帮凶

血压经常高的人，动脉粥样硬化的发生率明显高于血压正常者。高血压患者血管内皮细胞更容易因血流的摩擦而造成损伤，血压增高加重了对动脉血管壁的压力，使胆固醇和低密度脂蛋白更容易渗入动脉血管壁，并产生血栓，使内膜纤维增厚进一步刺激平滑肌的增生，因此易发生动脉粥样硬化。

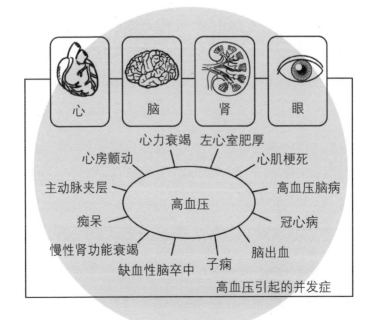

心　　脑　　肾　　眼

心力衰竭　左心室肥厚
心房颤动　　　　　心肌梗死
主动脉夹层　　　　　　高血压脑病
痴呆　　　　高血压　　　冠心病
慢性肾功能衰竭　　　　　脑出血
缺血性脑卒中　子痫
高血压引起的并发症

60%～70%的冠状动脉粥样硬化患者有高血压；高血压患者患冠状动脉粥样硬化者较血压正常的人多4～5倍，收缩压和舒张压增高都重要。这说明两者关系十分密切。

高血压易诱发冠心病，是由于长期高血压造成动脉血管内膜损伤，易形成微小血栓，并使得血中脂质易侵入动脉壁，最终形成黄色粥样斑块；高血压往往还有血脂和血糖代谢的异常，可进一步促进斑块的形成，导致冠心病。因此，高血压是冠心病最具决定意义的一个危险因子。

糖尿病和冠心病是"兄弟病"

糖尿病与血脂升高常伴同存在，例如我国常见的前 β 脂蛋白（80%为甘油三酯）过高症中，70%糖代谢不正常。因此，糖尿病患者的冠心病发生率远高于正常人。在糖尿病患者的死亡原因中，冠心病占首位。

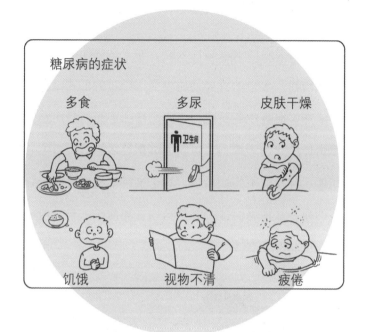

糖尿病多并发有非常广泛的、不同程度的血管病变，不论大型、中型及小型血管，也不论动脉、毛细血管、静脉均可累及。冠状动脉是最常受累的动脉，其大小分支均可发生不同程度的动脉粥样硬化，微血管（包括毛细血管、微静脉、微动脉）基膜也明显增厚。因此，糖尿病患者要特别警惕冠心病的发生。

肥胖者易患冠心病

　　因为肥胖者对胰岛素敏感性较差，加之高热能的饮食习惯，体内血糖不能消耗，多余的营养物质极易以脂肪的形式储存在体内。脂肪储存增加，血液中脂肪成分也随之增加，而高脂血症极易导致冠状动脉粥样硬化的形成。心包膜上沉积过多脂肪会影响心脏舒张及收缩功能。全身皮下脂肪增加，为了维持末梢血液供应，心脏需排出更多的血。这样就会使心脏负荷增加和血压上升，增加心脏的负担。

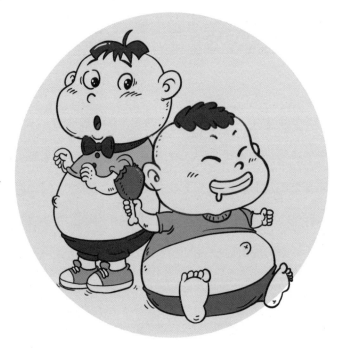

肥胖者营养过剩，易患高脂血症和高脂蛋白血症，引起脂质在冠状动脉内膜下沉积；血液黏稠度增大，血流缓慢、淤滞，局部缺氧、酸中毒，冠状动脉内皮细胞损伤，这既可引起血小板黏附、聚集、释放，提高血液凝固性，又有利于脂质在内膜下的沉积。

肥胖者易患高血压，引起冠状动脉内皮细胞损伤，这既有利于血小板黏附、聚集，提高血液凝固性，又因释放血小板生长因子，引起平滑肌细胞增殖，并向内膜下甚至中层迁移。

胖人体力活动少，易致冠状动脉循环淤滞。

吸烟能引发和加重冠心病

吸烟能加速动脉粥样硬化的发生和发展，且能诱发心肌梗死。据科学分析，香烟燃烧所产生的烟雾中，危害心脏的主要是尼古丁和一氧化碳。

尼古丁可刺激肾上腺素释放，增加心肌的应激性和心率，引起血管收缩和血压上升，同时使血小板易于聚集，形成血栓，堵塞小动脉。

一氧化碳和血红蛋白具有强大的亲和力，致使吸烟者血液中形成大量碳合血红蛋白，使动脉壁缺氧、水肿，影响血液流动；一氧化碳还促进动脉壁合成脂肪酸，使血中胆固醇含量增高，降低高密度脂蛋白水平，从而为形成动脉粥样硬化创造了必备条件。

脑力劳动者易得冠心病

体力活动少、静坐时间长的人，冠状动脉粥样硬化的发生率明显升高。因为体力活动少，热能消耗少，体重增加，脂质代谢紊乱，血中胆固醇、甘油三酯、低密度脂蛋白升高，高密度脂蛋白降低。

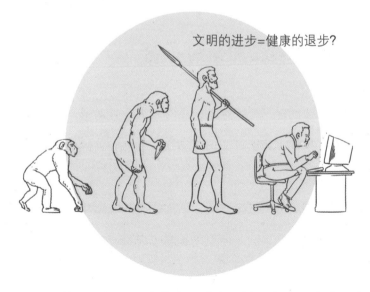

文明的进步=健康的退步？

长时间静坐而缺少适当体力活动者，神经紧张，内分泌紊乱，血浆脂质浓度升高，儿茶酚胺及皮质激素水平增高，血压上升，冠状动脉内皮细胞损伤。这既为脂质侵入内膜下创造了条件，又激发血小板的黏附、聚集及释放功能，提高血液的凝固性。

长时间静坐而缺少适当体力活动的脑力劳动者，由于自主神经系统功能障碍，冠状动脉正常的舒缩功能受到不利的影响，加之血脂高，血小板黏附聚集，血液黏稠度升高，导致血液流变学异常，血流缓慢、淤滞。这些因素互相促进，共同作用，加速了冠状动脉粥样硬化斑块的形成。

精神紧张易诱发冠心病

随着社会开放，市场经济的健全，人们的竞争意识增强，生活节奏加快，使人精神压力大、学业紧张，过度劳累，这都成为冠心病发生的诱因。脑力劳动紧张，经常从事有紧迫感的工作，较易患本病。办公室工作人员患冠心病的危险较一般人高 1.44 ～ 4.4 倍。

长期从事精神高度紧张、责任重大的某些特殊职业，如飞行员、司机、麻醉师等，冠心病的发病率都很高，心电图有缺血性改变者也显著高于对照组。

饮食不当会导致冠心病

"四高"（高血压、高血脂、高血糖和高体重）是发生动脉粥样硬化的基础。长期过食动物脂肪、肥甘厚味，会引起胆固醇和甘油三酯的增高，导致动脉粥样硬化。高血脂患者甘油三酯增高，易沉着于血管壁，加速动脉硬化，引起冠心病。大量饮酒与冠心病死亡率的增高明显相关。

（1）大量饮酒可抑制脂蛋白脂肪酶，促进肝脏合成前 β 脂蛋白，血中 β 脂蛋白（主要含胆固醇）降解减速慢，甘油三酯浓度增大。

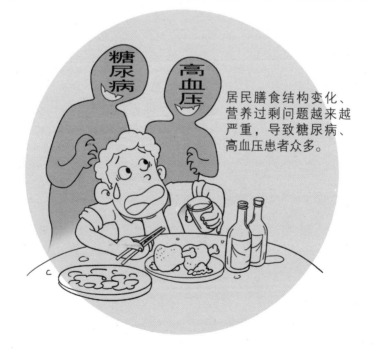

居民膳食结构变化、营养过剩问题越来越严重，导致糖尿病、高血压患者众多。

（2）大量饮酒可使收缩压及舒张压升高，促进冠状动脉粥样硬化的形成和发展。

（3）大量饮酒可损伤心肌，使之兴奋性升高，心率增快，甚至发生心律失常。

（4）长期大量饮酒可引起社会心理及精神的变异，促进冠状动脉粥样硬化的形成和发展。

吃糖的量与冠心病的病死率呈正相关。我们日常所吃的主食就含有相当多的糖，糖是人体的三大能源物质之一，是人体热能的主要来源。但吃糖过多对人体是不利的。糖被吸收入人体之后，一部分分解提供人体的能量，多余的糖就转化为脂肪储存起来。因此，如果吃糖越多，那么形成的脂肪也越多，会引起肥胖，血脂也会增高，从而加速了冠状动脉粥样硬化的形成和进展。我国人民以粮食为主食，粮食中已经含有大量的糖了，如果再额外摄入糖，如吃蛋糕、点心、喝冷饮等，每天摄入糖的总量难免超标。糖应控制在每日 50g 以下。

咖啡是近年来国人喜爱的饮品。它含有的咖啡因比茶更多，作用也更强，饮咖啡不仅可以引起兴奋、失眠、心跳加快、心律失常，还可促使血中胆固醇增高，易诱发冠心病。

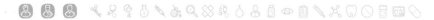

心理因素与冠心病的关系

由心理因素引起的身体疾病，谓之心身疾病，冠心病就是一种心身疾病。不良心理因素对冠心病的发生、发展有着重要的影响。

（1）忧思恼怒。心理冲突，精神紧张，长期心理失衡，经常忧思恼怒，对冠心病的其他危险因素，如高血压亦有影响。中医学认为，过度忧思恼怒，情志不遂则伤肝；肝失调达则气滞血瘀，导致气血不通，引起心前区疼痛。

（2）不良情绪。包括愤怒、焦虑、烦躁、抑郁、紧张、惊恐、憎恨、悲伤、失望及过分激动等，可有助于冠心病的发生、发展，影响预后。强烈而持久的情绪反应造成生理功能失调，甚至神经、内分泌及免疫系统功能紊乱，都可导致冠状动脉痉挛，诱发冠心病心绞痛发作，致使心肌缺血、心肌梗死，甚则猝死。

（3）心理应激反应。内源性和外源性应激源，都会导致应激状态，伴随一系列的心理行为反应（全身适应综合征）。

（4）不良个性与行为。冠心病的发生与人的行为（或性格）有关。

A型行为特征：表现情绪性情急躁，易激惹冲动，缺乏耐心；固执，紧张，大声说话，好冲动，富有敌意，争强好胜，具有攻击性；过分抱负，有强烈的时间紧迫感，匆匆忙忙；进取心和竞争性强，工作专心致志；休息不抓紧，强制自己为成就而奋斗等。

B 型行为特征：从容不迫；耐心容忍；不争强好胜；会安排作息。

A 型性格易患冠心病。A 型性格患冠心病的人数是 B 型性格的 3 倍甚至更高。1979 年国际心脏病与血液病学会已确认 A 型性格是引起冠心病的因素之一。

社会因素与冠心病的关系

（1）不良生活习惯。包括常吸烟，进食高脂饮食，活动量少，睡眠障碍。

（2）社会经济地位。高收入，处于高阶层，从事脑力劳动，具有高教育水平，处于高竞争环境。

（3）婚姻问题。因外遇等带来困扰，房事过度，夫妻感情不和等。

（4）生活事件积累。如常遭遇不公或不顺心的事情。

（5）医源性因素。如不良暗示的作用等。

冠心病会遗传吗

有高血压病、冠心病或糖尿病、高脂血症家族史者，动脉粥样硬化发生率远高于无这些家族史者。因此冠心病有遗传倾向。

　　遗传因素并非冠心病形成的独立因素，它只是在其他冠心病危险因素作用下，基因产物才能突变表达，形成冠状动脉粥样硬化。

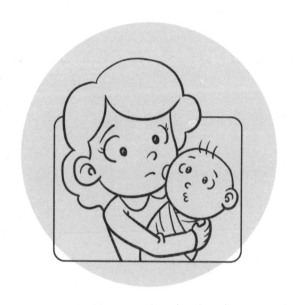

第 2 章

发病信号
疾病总会露马脚，练就慧眼早明了

"隐形杀手"—无症状心肌缺血

大多数人都认为，任何疾病发作前都应该有或多或少的症状。然而经过多年的实践，医师们发现有病而不难受的现象在生活中并不少见。更令人震惊的是，有一部分患者由于始终没有任何症状，发作时无法确诊，最后导致贻误病情而猝死。

最常见的"隐形杀手"是无症状性心肌缺血，它是一种特殊类型的冠心病。这就是说，经过医师的检查在客观上确实存在心肌缺血现象，但是患者在缺血发作时，却没有心绞痛等心肌缺血的症状。无症状性心肌缺血有3种类型：有一种情况是患者从来就没有心绞痛，但是在进行心电图、冠脉造影或放射性核素检查时，发现有显著的心肌缺血现象；另外两种情况是，某些患者以往有心绞痛或心肌梗死的病史，在其疼痛发作间歇期中出现了心肌缺血的体征。对于一些老年人有不明原因的心前区不舒适、憋气等症状，或以往有心绞痛、心肌梗死病史的患者，经常反复进行24小时动态心电图检查，或适当的运动实验，常可以解决这一不易发现的难题。

冠心病最常见的类型—心绞痛

心绞痛是由于心肌急剧缺血、缺氧，心肌的代谢产物如腺苷、乳酸、磷酸、氢离子、钾离子及多肽物质不能及时被血流带走，而刺激交感神经产生剧烈的疼痛。其特征如下。

（1）疼痛性质。典型的心绞痛呈绞榨样或紧缩样剧痛并伴有窒息感、焦虑或濒死的恐惧感，甚至伴有面色苍白、出冷汗等；老年人由于疼痛感觉迟钝，典型心绞痛较少见，多表现为胸闷、憋气、压迫感或烧灼感。但那种刀割样或针刺样瞬间或闪电般疼痛大多不是心绞痛。

（2）持续时间。心绞痛多呈阵发性发作，每次一般都不超过3～5分钟，很少有超过15分钟的。多数发作经休息或舌下含服硝酸甘油2～3分钟后即消失。如果心绞痛持续半小时以上，含硝酸甘油不能缓解，则应警惕有发生心肌梗死的可能。若持续隐痛、闷痛几小时甚至几天，又无其他冠心病急性发作的证据者，多半不是心绞痛。

（3）疼痛部位。典型心绞痛部位多在胸骨后，亦可稍微偏左或偏右些，但很少超过乳头线以外，一般疼痛范围约有拳头或手掌大小面积。亦有的心绞痛表现为胸部以外的疼痛，如上腹部痛较常见，误诊为胆囊炎、胃病、胰腺炎等。其次表现为左上肢、颈部、咽部、牙齿等部位疼痛。心绞痛时，有近一半的患者在出现心前区疼痛的同时，还伴有其他部位放射性疼痛，常见的放射部位是左肩、左臂和手指内测，亦有的放射至咽部、面颊、颈部、头部，有少数放射至右肩、臂或双下肢。一般发作时，疼痛部位相对固定。

（4）发作诱因。心绞痛常见的诱发因素是体力劳动、运动、紧张的脑力劳动和情绪激动、吸烟、酗酒、寒冷、饱餐等。若有心前区及上腹部不适时，应及时去医院查明原因，早期明确诊断，早期治疗。若已知自己有冠心病，应尽量避免上述诱因，以免病情恶化。

冠心病严重的类型—心肌梗死

急性心肌梗死是冠心病中的严重类型，由于冠脉供血急剧减少或中断而引起持久严重的心肌急性缺血，并引起部分心肌坏死。急性心肌梗死发病突然，病情变化急骤，及时诊断和正确处理，对患者转归极为重要。有相当一部分患者缺乏疾病知识，不能及时治疗而延误了病情。在急性心肌缺血期，如及早用药，可能缓解病情；反之，病情则加重，造成大面积心肌梗死及并发症的发生。

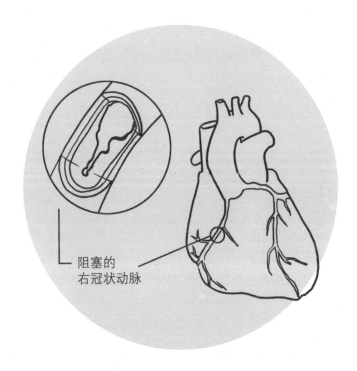

阻塞的
右冠状动脉

急性心肌梗死主要的发病因素为高胆固醇、高血压、吸烟、饮酒、过度体力劳动和精神紧张等因素，与天气和气候变化有一定关系，每年有两个发病高峰期，即11月份至翌年1月份之间；与昼夜节律也有一定的关系，通过24小时动态心电图监测发现在晨间6时至午间12时，急性心肌梗死和冠心病猝死率在这段时间最高。

急性心肌梗死的主要症状为疼痛，而休息及含硝酸甘油片则不能缓解。一旦发生急性心肌梗死，不论其所处环境如何，要尽量让患者就地平卧，不要随意搬动，冒昧送往医院；要注意观察心律、血压及呼吸等情况。出现心绞痛即舌下含服硝酸甘油或异山梨酯，也可给予地西泮，以改善心肌供血情况；待病情稳定或医师到达后，再决定能否送医院。

形形色色的心律失常

心律失常就是指心脏搏动的节律不正常，如期前收缩、心房颤动、心动过速和传导阻滞等。

（1）期前收缩。期前收缩顾名思义，即比基本心律在时间上提前或过早发生的心脏搏动。常见的期前收缩有3种。

①房性期前收缩。指来源于心房的期前收缩，可见于心脏正常的年轻人，老年人则更为多见。饮酒、浓茶、吸烟、精神紧张、情绪激动、过度疲劳、失眠、发热、某些药物以及心肌缺血、心力衰竭、心肌梗死和甲状腺功能亢进等疾病，期前收缩可明显增多，甚至可诱发心房颤动、心房扑动、房性心动过速等，对心脏功能产生不良影响。

②交界性（交界区）期前收缩。期前收缩来源于心房和心室之间的交界区。其临床意义同房性期前收缩。房性及交界性期前收缩亦统称为室上性期前收缩。24小时动态心电图老年人偶发室上性期

前收缩检出率为 67% ~ 96%。

③室性期前收缩。是指来源于心室的期前收缩，是老年人最常见的一种期前收缩。偶发室性期前收缩，又无器质性心脏病者，一般对健康无妨碍。冠心病、心肌梗死时，出现室性期前收缩，尤其是二联律、三联律，预示预后不良，可增加猝死率及总死亡率。

（2）心房颤动（简称房颤）。心房颤动是一种快速而不规则的房性异位心律。心房颤动波每分钟可达 380 ~ 600 次，呈不规则下传，心室率多在每分钟 100 ~ 160 次。心房颤动是老年人最常见的心律失常之一。老年人心房颤动的病因常见于冠心病、高血压心脏病、肺心病、甲状腺功能亢进、心肌病、病态窦房结综合征、肺部感染、风湿性心脏病、低血钾及洋地黄药物中毒等，亦有少数患者无明确病因者，称为"特发性"或"孤立性"心房颤动。临床分型一般分为急性阵发性心房颤动和慢性持续性心房颤动两类。老年人开始发病往往以急性阵发性多见，每次发作数秒、数分或数日，发作间歇数日、数月，甚至数年不等。多数患者反复发作，最终发展成为持续性心房颤动。

（3）阵发性室上性心动过速。阵发性室上性心动过速是指出现系列快而规则的房性或交界性心搏，心室率为每分钟 160 ~ 200 次。老年人由于器质性心脏病所致。其诱因多见于情绪激动、过度疲劳、吸烟、饮酒、饮浓茶和咖啡及感染等。临床特点是：心率快而规则，每分钟 160 ~ 200 次；自感心悸或胸内有强烈的心跳感；多尿、出汗、呼吸困难；持续时间长，可导致心绞痛、头晕，甚至心力衰竭、休 g；突然发作又突然停止。

（4）心脏传导阻滞。正常人的心脏不停地有节奏地跳动，是由一个叫窦房结的特殊组织，连续不断地发出电兴奋，并通过一系列传导组织（就像电线一样）将这些电兴奋的信号依次传播到心脏使其跳动。当窦房结发出的兴奋不能顺利地传播至心房或心室时即称为心脏传导阻滞。老年人心脏传导阻滞的病因多见于冠心病，心肌缺血，心肌梗死，心肌及传导系统的退行性变化，心肌病及洋地黄、β 受体阻滞剂等药物的毒副作用。

（5）病态窦房结综合征。病态窦房结综合征是由于窦房结的起搏和传导功能障碍而引起时一种慢、快心律交替出现的心律失常。可表现为心动过缓（每分钟 50 次以下），亦可阵发性心动过速。病因多为缺血或退行性病变所致，亦可见于心肌炎、心肌病、风湿性心肌炎以及洋地黄、奎尼丁、维拉帕米中毒等。

心脏精疲力竭的表现—心力衰竭

何谓心力衰竭？由于心肌收缩力减弱，不能将静脉回流的血液等量地搏入动脉，因而造成静脉系统瘀血，动脉系统供血不足，致使身体重要器官如心、脑、肺、肾、肝、胃、肠等严重缺血、缺氧、由此而引起一系列病理变化。临床所见则是一组比较复杂的综合征。

心力衰竭根据临床表现可分为左心衰竭、右心衰竭和全心衰竭，心力衰竭可以突然发生亦可缓慢发生。

左心衰竭多由冠心病及高血压性心脏病引起。早期表现主要是劳累后心悸气短、呼吸困难、咳嗽等，休息后症状可以消失。进一步发展。可出现夜间睡眠突然憋醒，被迫坐起，喘息一阵后，才逐渐平静。病情严重者，安静状态下亦有呼吸困难、咳嗽、咳粉红色泡沫样痰、发绀、出冷汗、心率快、呼吸次数增加，心脏可闻及奔马律，肺部可闻及湿性啰音等。

右心衰竭常见于肺心病、风湿性心脏病及右心室心肌梗死等。自觉症状有心慌气短、疲劳、腹胀、食欲缺乏、恶心等。还有口唇、手脚远端青紫，颈静脉充盈怒张，肝脏肿大，全身水肿，甚至出现腹水、胸水。

全心衰竭多半先有左心衰竭，然后出现右心衰竭，若出现右心衰竭后左心衰竭的症状相对减轻。

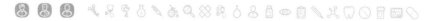

心脏性猝死

何谓心脏性猝死？心脏性猝死是指由于心脏疾病而致的出乎意料的突然死亡。世界卫生组织规定，发病后 6 个小时之内死亡为猝死，但多数学者主张 1 个小时之内死亡为猝死。临床上所见的心脏性猝死，多数在几分钟内即死亡。

心脏性猝死的病因主要见于：冠心病占老年人心脏猝死的 80% 左右，多数有心绞痛或心肌梗死的历史；高血压性心脏病；心肌病；主动脉瘤或夹层动脉瘤破裂；心肌炎；心功能不全等。少数冠心病患者病情凶险，来势迅猛，预后不良，有时甚至发生猝死。对此，患者应该提高警惕。

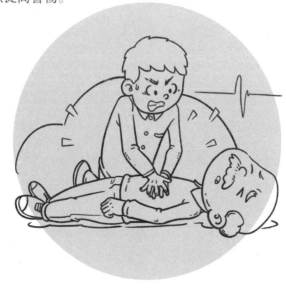

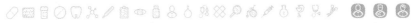

冠心病患者发生猝死的原因如下。

（1）供给心脏血液的冠状动脉主支突发梗死（通常由血栓造成），致心肌大面积急性缺血和坏死。

（2）急性心肌梗死发生后心肌缺乏营养，致心肌破裂。

（3）在动脉粥样硬化的基础上，发生冠状动脉痉挛，致心脏电生理紊乱，引起严重心律失常，如心室纤颤等。

心脏性猝死常见的诱因如下。

（1）急性心肌缺血，可见于冠状动脉突然被粥样斑块或栓子堵塞，冠状动脉痉挛等导致心肌严重缺血。

（2）过度情绪激动，如大怒、大惊、大喜、大悲，均可使血内儿茶酚胺升高，诱发严重心律失常，如心室颤动等。

（3）暴饮、暴食、大量吸烟、酗酒。

（4）过度体力负荷，如剧烈的体育运动、强体力劳动增加机体无氧代谢，产生大量乳酸，使心肌电不稳定而导致心室颤动死亡。

（5）严重的低血钾、低血氧、高热、感染等均可导致严重心律失常而发生猝死。

第 3 章

诊断须知

确诊病症下对药，必要检查不可少

🔖 心电图检查

心电图（ECG）是在体表对心脏电活动的记录。历史较长，操作简便，使用安全，是目前最常用于冠心病心肌缺血、心肌梗死和各种心律失常的早期诊断方法。

怎样知道心电图提示患有冠心病可能呢？可以从心电图诊断这一栏中看到如下三个方面的描述：一是 ST 段改变。主要包括缺血型 ST 段压低，ST 段平直延长，ST 段抬高或呈单向曲线；二是 T 波改变。主要描述为 T 波低平或倒置，三是其他改变。主要包括休息或运动后 U 波倒置，左束支传导阻滞与左前分支阻滞，左室肥厚，房室传导阻滞，各种心律失常和病理性 Q 波等。

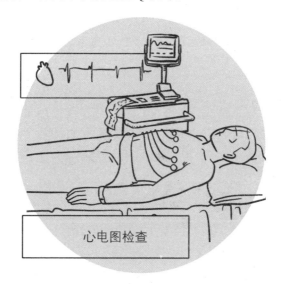

心电图检查

心电图对心肌梗死的诊断有重要意义，它是诊断心肌梗死的重要依据之一。通过心电图，不但可以判断是否患有心肌梗死，而且可以初步判断心肌梗死的时间、部位、梗死面积的大小、是透壁性还是非透壁性。当心电图上出现心肌梗死图形时，医生可根据心肌梗死的时间不同，分为急性心肌梗死、亚急性心肌梗死、陈旧性心肌梗死。

尽管心电图检查对冠心病的诊断是一项重要的临床参考依据，但不是唯一的诊断标准。冠心病在非发病时期，其心电图检出率仅为30%～50%，而50%以上的患者心电图表现正常。因此，对冠心病的诊断必须根据病史、症状和某些特殊检查，进行全面综合判断才可能做出。在临床上。患者只要有典型的心绞痛发作，无论心电图是否有相应的缺血性改变，医生也会诊断为冠心病。

心电图运动负荷试验

心电图运动负荷试验的结果，是依据运动心电图 ST 段的改变判断。若运动时或运动后 ST 段较运动前水平型下降大于 1mm，即判定为运动试验阳性；若 ST 段呈下垂型下降则更为严重，出现 ST 段下降的导联越多，出现越早，运动后持续时间越长，说明心肌缺血越重。

冠心病病变程度越重，心电图运动负荷试验的准确性越高。

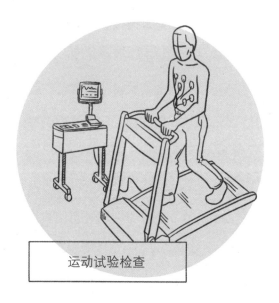

运动试验检查

🩺 动态心电图

动态心电图又称长程心电图，该检查可提供受检者全日 24 小时的动态心电活动的信息，是心电学发展过程中的一个重要阶段。

普通心电图只能记录受检者处于平静时，且为时甚短的数十次心搏的心电图。而动态心电图可以在日常活动中连续记录 24 小时的心电信号，按每分钟平均 75 次心率计算，将有 10 万次以上的心电图信号被记下，对一些一过性心律失常的检出率自然是很高的。有时甚至还能观察到一些危险的心律失常的心电图，如心动过缓、室性心动过速、Ⅱ度、Ⅲ度房室传导阻滞等。特别是一些经常发作心绞痛的患者，在常规心电图中不易捕捉到发作时的心电图，而动态心电图仪在活动中佩带，有可能在心绞痛发作时，其心电信号被记录下来，便于临床分析识别。另外，对一些无症状心肌缺血患者的诊断也有帮助，可获得ST-T的改变或心律失常的心电图。在临床上，动态心电图检查主要适用于以下几个方面。

（1）有原因不明的心悸、胸闷、呼吸困难、昏厥等症状者。

（2）自觉有心绞痛、心动过缓、心动过速等症状，但普通心电图检查正常者。

（3）已患有心律失常、一过性心肌缺血的患者，通过此项检查可进一步了解心律失常与日常生活和昼夜间的关系。

（4）动态观察心肌梗死患者的心率、ST段及T波的变化。

（5）抗心律失常药物及治疗心绞痛药物的疗效判定。

（6）评定人工心脏起搏器的功能及选择安装起搏器的适应证。

超声心动图

对于冠心病来说，超声心动图的主要用途是观察心室壁的活动和测量左心室功能，以及心肌梗死的定位诊断。患冠心病时，不同部位的冠状动脉狭窄或闭塞，使这支冠状动脉所供血的那部分心室壁发生心肌缺血或梗死，该壁心肌收缩力就会减弱或消失，出现运动障碍。超声心动图可以清楚地显示室间隔、前壁、侧壁、下壁和后壁的运动。医生则可根据室壁运动的减弱、运动消失与反向运动等，来明确缺血或梗死部位，并可根据室壁运动障碍的节段多少，大概估计梗死面积的大小，根据室壁有无局限性膨出和奇异样运动，提示有无室壁瘤存在；还可直接显示左、右冠状动脉主干，左前降支、左旋支的近侧端，以提示冠状动脉管腔有无局部狭窄，管道有无增厚、钙化等，这些内容对于冠心病的诊断都有一定的实用意义。

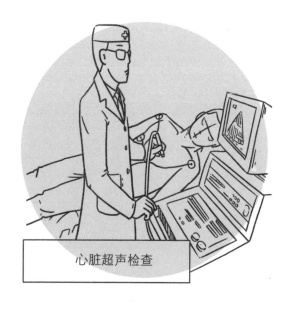

心脏超声检查

放射性核素心脏显像

放射性核素心脏显像是将一种低能量、短半衰期的放射性核素注入心血管内，通过闪烁照相机来观察这些核素在心血管上积聚的多寡及缺如，以及数量上的变化，来判定心脏疾病。检查方法分两大类：一类是灌注显像，显示心肌和心肌梗死；另一类是心室造影术，评价心室功能和心室壁运动。

心肌酶学检查

心肌酶学检查是急性心肌梗死的诊断和鉴别诊断的重要手段之一。临床上根据血清酶浓度的序列变化和特异性同工酶的升高等肯定性酶学改变可明确诊断为急性心肌梗死。

第 4 章

治疗疾病

合理用药很重要，综合治疗效果好

稳定型心绞痛怎样治疗

（1）心绞痛的治疗原则

降低心肌耗氧量、增加心肌供血、改善侧支循环。

①纠正冠心病易患因素，如治疗高血压、血脂异常、糖尿病、戒烟和减轻体重等；对贫血、甲状腺功能亢进与心力衰竭等增加心肌氧耗的因素亦加以纠治。

②调整生活方式，减轻或避免心肌缺血的发生，对于心绞痛患者，应养成良好的生活习惯，消除各种诱发因素，如避免劳累、情绪激动、饱餐、寒冷和大量吸烟等。

③药物治疗。

④手术和介入治疗。

（2）心绞痛常用的药物治疗

①硝酸酯类。包括硝酸甘油、异山梨酯等，是重要的抗心绞痛药物。硝酸酯类药物系静脉和动脉扩张剂，在低剂量下以静脉扩张为主，大剂量时同时扩张动、静脉。长期使用有不同程度的头胀、头痛、面色潮红、心率加快等不良反应。

②β受体阻滞剂。β受体阻滞剂主要有阿替洛尔、美托洛尔等，治疗心绞痛的机制是通过降低心率、心肌收缩力和心室壁张力而使心肌耗氧量降低，故适用于劳累性心绞痛。治疗稳定型心绞痛的疗

效已得到肯定，尤其常与硝酸酯类合用，但其疗程呈剂量依赖性，要先从小剂量开始。

③钙拮抗剂。阻滞钙离子细胞内流，使心肌收缩力降低，血管扩张；解除冠状动脉痉挛；减慢心率；对抗缺血引起的心肌细胞内钙超负荷。

④抗血小板药物，常用阿司匹林 75 ～ 100mg，每日 1 次。

⑤中药。治疗心绞痛的中成药很多，尤以复方丹参的各种制剂应用较为长久和广泛。

（3）手术和介入性治疗

对于心绞痛患者，待临床症状控制以后，有条件者应行冠脉造影。检查可根据造影结果，视病变的范围、程度、特点分别选择行冠状动脉腔内成形术或冠状动脉搭桥术。

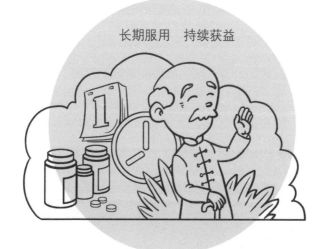

长期服用 持续获益

急性心绞痛发作怎么办

有冠心病心绞痛发作的患者,身边应经常备有以上1~2种药物,以备急救时用。作为家属也应掌握上述方法,万一有人发生心绞痛,也能及时帮助治疗。如果心绞痛发作厉害,自己用药不能缓解时,应该赶紧去医院治疗。急性心绞痛发作后,应该先让患者赶紧坐下或躺下,然后采取如下一些措施。

(1)先用手慢慢地按摩前胸部或用热水袋里于前胸部,可以帮助患者解除冠状动脉的强烈收缩状态。然后做几次深吸气,以改善身体里的缺氧状态。

(2)要立即使用解除心绞痛发作的药物,常用的药物有以下几种。

①硝酸甘油。舌下含化1片(0.6mg),一般可在1~5分钟内止痛,维持作用约半个小时。首次含化后需平躺10分钟,以防头晕。

②硝酸甘油控释口颊片。将片剂贴入上唇和龈之间的黏膜上,用手指或舌尖移动药片至舒适位置。1次1片(1 mg),3分钟起效。

③硝酸异山梨酯气雾剂。患者张口,用气雾剂对准口腔,按揿1次吸入,每喷1次剂量为1.25 mg,3分钟内起效。

④麝香保心丸。由人参、麝香、冰片、肉桂、蟾酥、苏合香及牛黄等组成。舌下含化1~2粒,起效时间最快的仅3秒钟就能止痛。

⑤速效救心丸。由川芎、冰片等组成。舌下含化4粒，起效也较快。

⑥复方丹参滴丸。由丹参、冰片和三七等组成。舌下含化每次10粒，止痛效果较快，一般为3～8分钟。

⑦硝酸异山梨酯。舌下含化1片（5 mg），2～5分钟见效。其作用能维持2～3小时。

心绞痛的治疗选择

对胸痛患者应进行常规心电图检查，结合病史及心血管危险因素（家族史、高血压病、糖尿病、血脂异常、吸烟等），可尽早明确有无心肌缺血或坏死及类型。治疗除一般治疗外，对不稳定型心绞痛、非ST段抬高的急性心肌梗死，应严格药物治疗3～5天，如能稳定，可继续服药，定期复查，有条件者可行选择性冠状动脉造影术；如病情不能稳定，则应及早进行冠造，及时明确冠脉病变情况，以决定下一步治疗—经皮冠状动脉成形术及支架置入术，或冠脉搭桥术。对ST段抬高的急性心肌梗死应积极实施血管再通方法。

（1）溶栓疗法

（2）急诊经皮冠状动脉成形术及支架置入术

（3）急诊搭桥术

由于条件所限，通常采用前两种方法之一，且相比较而言，急诊经皮冠状动脉成形术及支架置入血管再通率高。一次性治疗可解决急性血栓和固定性狭窄（斑块），是一种深受欢迎的方法。

不稳定型心绞痛的治疗

（1）不稳定型心绞痛具有潜在的危险性，应予有效的治疗，以防止不良后果。患者应收入心脏监护病房，卧床休息，给予 β 受体阻滞剂、钙拮抗剂、阿司匹林及静脉硝酸盐制剂，控制心绞痛。β 受体阻滞剂配合硝酸盐制剂可减少反复缺血症状的发作，减少心肌梗死的发生。对于 48 小时内自发型心绞痛患者及入院时心电图有缺血性改变的胸痛患者应予以静脉内肝素治疗。肝素可明显减少住院期间心脏事件的发生，包括心肌梗死。阿司匹林可减少不稳定型心绞痛的反复缺血和心肌梗死，尽管肝素和阿司匹林单独应用未显示哪种更好，无禁忌证者应长期应用阿司匹林，因为它可减少非致命性心肌梗死和死亡的发生。多数不稳定型心绞痛患者经上述药物治疗可稳定病情。

（2）不稳定型心绞痛抗凝治疗。由普通型心绞痛演变为不稳定型心绞痛的基本原因，是冠状动脉内发生了血小板聚集和血栓形成，引起血管腔部分堵塞。基于上述缘由，采用溶栓及抗凝血疗法治疗不稳定型心绞痛是可行的。为什么抗凝治疗能够取得如此的效果呢？如前所述，不稳定型心绞痛是由于血小板聚集和血栓形成所造成的，虽然抗凝剂不能够直接溶解血栓，但是在正常情况下，人类在血栓形成的初期，血小板、红细胞及其他血液有形成分（包括纤维蛋白等）的聚集是一种可逆性的动态变化。换言之，在无外界因素的干预下，人体血管内的有形成分聚集与血栓溶解是同时进行的，血栓的形成只不过是聚集的速度快于溶解的结果。根据这一原理，如果及时应用肝素类抗凝制剂治疗，即可抑制血液中有形成分的聚集，这就间接地达到了加速血栓溶解的过程，从而有效地预防冠状动脉内血栓形成和发展，达到缓解不稳定型心绞痛和严重并发症的发生。

自从低分子肝素问世以来，增加了临床对冠心病心绞痛治疗的安全性，只要每次采用0.4～0.8ml，每日1～2次，行腹部皮下注射，7～10天为1个疗程，除个别患者在注射部位皮肤会发生瘀斑外，较少发生其他部位出血现象，而且也无需对患者频繁地取血监测出、凝血时间。因此，抗凝治疗是目前临床治疗不稳定型心绞痛主要的药物选择。

（3）变异性心绞痛的处理。变异性心绞痛的预后有如下3种情况：变异性心绞痛发展为心肌梗死者较多，且发生心肌梗死的部位相一致；有一部分患者在冠状动脉高度痉挛或痉挛解除后的再灌注时，可发生严重心律失常甚至引起猝死；也有一部分患者，虽有变异型心绞痛多年，由于能坚持正确合理的治疗，也可长期存活，并能从事日常工作和正常的生活。

变异性心绞痛的治疗包活发作时的治疗和预防发作两个方面。

①发作时的治疗。发作时可给予硝酸甘油 0.3 ~ 0.6 mg 舌下含化，或异山梨酯 5 ~ 10mg 嚼碎后舌下含化；无效时，还可给予硝酸甘油每分钟 5 ~ 100μg 静脉点滴，但静脉点滴时要密切观察血压和心率的变化。如效果不佳，在上述药物基础上加用硝苯地平或地尔硫淖等钙拮抗剂，以更好解除冠状动脉痉挛。症状顽固或合并严重心率失常，经一般处理效果不佳者，还可试用维拉帕米 5mg 稀释后缓慢静脉注射 1 ~ 2 次，有时可以奏效。

②预防发作的方法。预防变异型心绞痛的方法有 3 方面：消除引起冠状动脉痉挛的各种诱发因素，如大量吸烟、饮酒、劳累、寒冷刺激，情绪激动以及高血压等；需要长期服用硝苯地平或地尔硫卓等钙拮抗剂，以减轻冠状动脉痉挛，有人统计，其有效率为 80%~94%，钙拮抗剂与异山梨酯合用有一定协同作用，可以加强疗效；服用抗血小板聚集药物，因为冠状动脉痉挛时，内膜可发生损伤，有利于血栓形成，故应使用阿司匹林每日 75 ~ 100mg。

（4）卧位性心绞痛的治疗。卧位性心绞痛属重症劳力性心绞痛，系指平卧位时发生的心绞痛，发作时需坐起，严重者甚至需要站立。其发作时，ST 段下降显著，胸痛较稳定性心绞痛剧烈，持续时间长。发作前均有较长的劳力性心绞痛史和不同程度的心脏扩大，冠状动脉造影常显示多支严重阻塞病变或累及左冠状动脉主干。

卧位性心绞痛的发生机制有：一是胸痛发作前短期内出现左心功能不全，平卧后回心血量增加，心功能不全加重，左房压力升高刺激了房内压力感受器，反射性地兴奋交感神经，

使心率、血压升高，心肌耗氧增加而导致心绞痛。此类患者的心绞痛发作主要与心功能不全有关，治疗应以强心、利尿、扩冠药物为主；二是患者心肌收缩功能尚好，能够代偿平卧后回心血流量的增加，表明心绞痛发作与左心功能不全关系不大，平卧至发作前常有心率与血压乘积和每搏量的增加，提示其心绞痛发作主要是由于心肌耗氧量的增加超过了固定狭窄的冠状动脉储备能力所致。因此，药物治疗用 β 受体阻滞剂与扩冠药物联合应用。

血流动力学检查，主要了解肺动脉舒张压，其对卧位性心绞痛治疗有指导意义。如有条件，特别是疗效不满意者，应作此项检查；如无条件，应先考虑应用强心、利尿和扩冠药物；如效果不好，可试用将强心药改为 β 受体阻滞剂，自小量开始逐渐增加剂量。

心肌梗死的家庭急救

急性心肌梗死患者很多是在下班回家后或睡眠时发病。因此，作为心脏病患者的家属，有必要了解心肌梗死的表现和发病的先兆，以便及时进行初步急救。对患者出现急性心肌梗死，哪怕仅是怀疑时，都应按步骤进行初步急救和处理。

（1）立即原地静卧休息，不许随便搬动患者，即使倒在地上也不要"好心"的非要搬上床，更不能扶患者走动。

（2）立即观察患者颈动脉或股动脉（在大腿根部皱壁之内侧）的搏动。若心脏骤停应立即采取以下方面处理.

①即给予异山梨酯 5 ~ 10mg 舌下含服，或速效救心丸 10 粒舌下含服；地西泮 2.5 ~ 5mg，口服。

②设法请急救医师来诊。

③若急救医师来诊有困难，或根本不可能请到，要在患者经过安静休息、无明显休克表现、脉搏跳动次数和节律均正常时，再设法转送医院。途中不要做不必要的搬动。

④有条件的（如家里常备有氧气袋的）要先给吸氧。可用鼻管或面罩吸入，吸氧可改善心肌缺氧，减轻疼痛。

⑤尽可能让患者及家属安静。

⑥等待急救车到来。

急性心肌梗死的急救处理

急性心肌梗死是冠心病常见的临床表现，也是最为危险的类型，是由于其严重而持久的心肌急性缺血引起的部分心肌坏死，故症状比心绞痛严重，不仅波及范围大，持续时间长，而且有生命危险。

（1）休息。立即完全卧床休息，不要让患者下床活动，包括大小便都不能下床。若患者精神紧张，应做好思想工作，消除顾虑，必要时给予安定等镇静剂。

（2）止痛。先舌下含硝酸甘油 0.6mg 或异山梨酯 5 ~ 10 mg，亦可口服冠心苏合丸、速效救心丸。亦可用罂粟碱每次 30 ~ 60mg，口服或肌内注射。若血压不低者可给哌替啶，每次 25 ~ 75 mg，口服或肌内注射；吗啡制剂对高龄患者易致低血压、心动过缓、抑制呼吸等，必须慎重为之。

（3）饮食。最初 1 ~ 2 天内流质饮食为主，如米汤、蒸蛋羹、牛奶、藕粉等。以后可逐渐增加易消化，清淡的半流质饮食，如稀粥、烂面条等。严禁烟酒。大便秘结者可适当服液体石蜡、复方芦荟胶囊或麻仁润肠丸，卧床大小便，切忌用力。

（4）建立静脉通道。心肌梗死容易并发心力衰竭，休克及心律失常，在有条件的基层单位，应尽快给予缓慢静脉滴注 5% 葡萄糖液，输液维持静脉通道，便于及时给药抢救治疗。

（5）抗心律失常治疗。急性心肌梗死时一旦出现室性早搏应积极治疗。常规首选利多卡因。首次静脉推注 50 ～ 100mg，必要时以后每 5 ～ 10 分钟推注 50mg，总量不超过 250mg。有心动过缓、传导阻滞者禁用。

急性心肌梗死的特殊治疗—介入治疗与手术治疗

1979 年，瑞典的医师发明了经皮冠状动脉腔内成形术（PTCA）治疗冠心病，即通过动脉引入指引导管和导丝，再沿导丝将球囊送入病变部位进行扩张治疗冠状动脉狭窄，而这项技术是通过下肢股动脉途径完成的。1989 年，加拿大的医师发明了经前臂桡动脉途径的冠状动脉造影技术。1994 年，荷兰的医师发明了经桡动脉途径的冠状动脉内支架植入技术。

冠脉介入治疗是依靠机械原理使狭窄的冠状动脉管腔扩大，以改善血管供血状况的方法。患者经冠脉介入治疗后，并不意味着就此可一劳永逸，高枕无忧。为保持冠脉管腔通畅，防止再狭窄的发生，还需注意许多事项。

冠心病患者接受冠脉介入治疗（经皮冠脉球囊成形术或支架置入术）后，冠状动脉管腔狭窄或闭塞得以解除，缺血部位心肌供血大大改善，患者心绞痛发作可明显减轻或消失，部分患者可恢复到发病前的正常生活、工作、社交状态。但冠脉介入治疗是依靠机械原理使狭窄的冠状动脉管腔扩大，并针对冠心病的病因进行治疗，而且只能对部分血管进行干预。因此，患者经冠脉介入治疗后，通常还需要进行相应的辅助治疗，以保持冠脉管腔通畅，降低再狭窄发生率。这些治疗即所谓冠心病的二级预防措施。

冠状动脉旁路移植术，人称冠状动脉搭桥术，是外科治疗冠心病的一个重要手段。它适用于各种类型心绞痛，对于有临床症状的心绞痛患者，经冠状动脉造影显示主动脉主干狭窄大于50%、分支狭窄大于70%者，冠状动脉搭桥术有着非常肯定的良好治疗效果。对于急性心肌梗死，如能在6小时内行急性冠状动脉搭桥术，也能使濒临坏死的心肌组织重新得到血液灌注而存活，从而挽救心肌梗死患者的生命。对于那些有多支病变、广泛的冠状动脉狭窄、左主干病变、支架置入后再狭窄，以及伴有心肌梗死后产生的并发症，如室壁瘤、室间隔穿孔、二尖瓣关闭不全等，冠状动脉搭桥术有着不可替代的作用。

近年来，随着医学科学的进步，对于冠心病的治疗已呈多元化趋势，除了内科的药物治疗、介入治疗外，"不停跳"心脏搭桥术已继传统的冠心搭桥术之后，成为一种先进的手术方法。传统的冠心搭桥术必须先阻断 L 主动脉，让心脏停止跳动，然后借助"人工心肺"体外转流，以维持人体的血液循环和呼吸，同时实施手术。由于此时的冠状动脉内无血液供应，心脏处于缺血缺氧状态，故容易造成术后心功能不全，甚至死亡等严重并发症。这就使许多高龄、心肺功能不全的冠心病患者因难以承受手术创伤而丧失手术良机。"不停跳"冠心搭桥术则是在跳动的心脏上"搭桥"，无需使用"人工心肺机"的转流，让心脏自主跳动，并维持正常的血液循环，同时借助于特殊的微创牵开器、冠状动脉固定器，将需要搭桥的心脏局部加以控制，使之处于相对稳定的状态，便于外科医师正常施行手术。

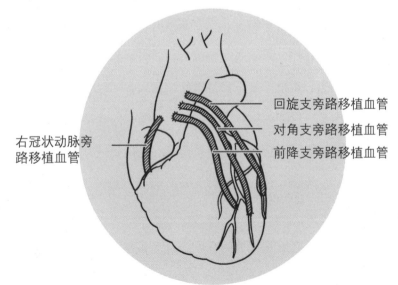

右冠状动脉旁
路移植血管

回旋支旁路移植血管
对角支旁路移植血管
前降支旁路移植血管

急性心肌梗死的药物治疗

无论静脉溶栓还是冠状动脉内的成形术，甚至搭桥手术，都只是最大限度地挽救心肌，但无法让死亡的心肌细胞复活。后续的药物治疗才是真正的根本性的治疗手段。两者缺一不可。

心肌梗死后，可伴有复杂的病理生理改变，导致"心脏重构"。时间一长，即会出现心脏扩大，心功能下降。目前，有很多药物如血管紧张素转换酶抑制剂、β 受体阻滞剂都有逆转"心脏重构"的功能，是心肌梗死后及合并心力衰竭时的根本性治疗手段。

心肌梗死后患者应在日常生活中学会自我检测，一般情况下如果出现心功能下降，可能会有以下几种表现：活动后气促，尤其在登高时更为明显；上一个缓坡活动量下降，时常感觉胸闷憋气；或夜间咳嗽和无法平卧，轻者可能只感觉乏力，无法集中精神。而在老年人群中常会有一些不典型的表现，如头昏头重、行走时双脚发胀、反应明显迟钝、淡漠等。当然，每个人的表现可能都不一样，但只要发现与平时有异，应及时到专科医师处就诊。因为早期诊治收益最大。

心肌梗死后，心功能的保护性治疗是综合性的。首先是病因治疗，如有效控制血脂异常、高血糖和高血压，这些都是冠心病的重要致病因素，在心肌梗死后控制的水平要求更为严格。其次，联合用药包括血小板的聚集抑制剂，如阿司匹林、血管紧张素转换酶抑制剂，如依那普利、β 受体阻滞剂，如卡维地洛。降胆固醇的药物，如辛伐他汀。药物的联合应用能从各个环节对心脏重构及血栓形成起到抑制作用。最后，患者应注意适量活动，活动量以次日不感疲劳为度，同时患者还可参加一些大型医院开设的相关健康教育活动。

当心肌梗死急性期后，死神暂时离开了，但此时决非万事大吉。若不采取积极预防措施，也许过不了多久，第二次心肌梗死就会找上门来。

急性心肌梗死可能只闭塞某条冠状动脉，而其他冠状动脉也可能有粥样硬化，即使与心肌梗死相关的冠脉，通过溶血栓治疗或紧急冠脉球囊扩张术等把它打通。若不积极治疗，完全有可能再次造成闭塞而引起第二次心肌梗死。所以，目前对心肌梗死后的患者，有条件的都主张在心肌梗死后做 1 次冠脉造影，全面看看各条冠脉情况，发现有狭窄的，及时进行内科治疗或施行球囊扩张术，这样就有可能避免再次梗死的发生。对于广大患者来讲，要牢记 5 条基本措施，即所谓 ABCDE 方案。

（1）一般指长期服用阿司匹林和血管紧张素转换酶抑制剂。前者具有抗血小板凝集作用，可减少冠脉内血栓形成；后者可改善心脏功能，减少心脏重塑、变形，对合并有高血压、心功能不全者更有帮助。

（2）应用 β 受体阻滞剂和控制血压。目前已证实，若无禁忌证的心肌梗死后患者使用 β 受体阻滞剂，可明显降低心肌梗死复发率、改善心功能和减少猝死的发生。控制高血压对防治冠心病的重要性是众所周知的，一般来讲，血压控制在 130 / 85 mmHg 以下，可减少冠心病的急性事件，且可减少高血压的并发症，如脑血管病、肾功能损害和眼底病变等，可谓一箭双雕。

（3）降低胆固醇和戒烟。众所周知，胆固醇增高是引起冠心病的罪魁祸首，血清胆固醇增高应通过饮食控制和适当服用调脂药如他汀类药如辛伐他汀、来适可、普伐他汀等，把胆固醇降到 4.6mmoL/L（180mg/dl）以下，这样可大大降低心肌梗死的再发生率。心肌梗死后患者即使血清胆固醇正常也要服调脂药，尤其是他汀类药，这样就能大大降低急性冠状动脉事件的发生率。因此，凡是心肌梗死患者无论血清胆固醇增高还是正常，都要长期服用调脂药。戒烟不仅可降低慢性支气管炎、肺气肿、肺源性心脏病和肺癌的患病率，还可减少烟对血管内皮的损害，从而达到减少冠心病发生的目的。

（4）控制饮食和治疗糖尿病。冠心病从某种意义上来说是没有管好嘴，吃出来的。每天进食过多富含胆固醇的食物，如肥肉、动物内脏、蛋黄等，是促发冠心病的最大危险因素（源头）。因此，心肌梗死后的患者应当远离这些高胆固醇食物，提倡饮食清淡，多吃鱼和蔬菜，少吃肉和蛋。糖尿病不仅可以引起血糖增高，也是引起脂质紊乱的重要原因。在同等条件下，糖尿病患者的冠心病患病率比血糖正常者要高出 2～5 倍。由此可见，控制糖尿病对冠心病患者是何等重要。

（5）教育和体育锻炼。冠心病患者应学会一些有关心绞痛、心肌梗死等急性冠状动脉事件的急救知识，如发生心绞痛或出现心肌梗死症状时可含服硝酸甘油和口服阿司匹林等，别小看这些简单办法，这可大大减轻病情和降低病死率。心肌梗死后，随着身体逐渐康复，可根据各自条件在医师指导下，适当参加体育锻炼及减肥。这样不仅可增强体质，也是减少冠心病再发心肌梗死的重要举措。

总之，广大心肌梗死后患者若能在医师指导下，定期随访，牢记并坚持上述 ABCDE 方案，相信不少冠心病心肌梗死后患者，仍可重新走上工作岗位和过上正常生活，颐养天年。

心律失常的防治

心律失常的发生部分是功能性的，如饱餐、情绪激动和劳累等，还有许多是由于其他疾病所致。这样，治疗和预防引起心律失常的因素就显得十分重要。如饱餐所致者应饮食适量，尤其晚饭的饮食量应有所控制；家庭一起吃饭的场景 因情绪激动、交感神经兴奋性增高所致者，应调节情志，修身养性；因劳累引起者应注意充分休息，劳逸结合。由于各种疾病引起者，治疗和控制原发病就极为重要。如频发性房性期前收缩或房性心动过速，有 ST、T 波改变者或多源性室性期前收缩、房室传导阻滞由冠心病所致者，应在积极治疗冠心病的同时，治疗心律失常；如心房纤颤伴室性早搏由洋地黄过量所致者，应首先停用洋地黄类药物，低血钾者补充血钾，给予苯妥英钠口服或静脉用药。因此，治疗和预防原发疾病及因素是一个不可忽视的重要方面。

降低心率的抗心律失常药，主要用于治疗心动过速（心室率大于每分钟 100 次）。患者在用药以前，首先要在医师的帮助下弄清下述几个问题：第一，是否有器质性心脏病，因为多数无器质心脏病的心律失常患者的健康，很少受到心律失常本身的影响，这部分人过分积极地用药物治疗，其效果并不好；第二，确定所患心律失常的种类，这要由医师经过详细检查，从心律失常临床症状的严重程度及其血流动力学改变来加以判断；第三，心律失常的诱因、可逆病因及患者的全身状况。这实际上是在判断心律失常的严重性及将来可能导致的后果，以保证有的放矢地用药。

抗心律失常药对患者的不利影响，主要表现在两个方面：一是抗心律失常药物的致心律失常作用；二是这类药物对心功能有一定的抑制作用。对此，无论医师还是患者都要有所警惕。有以下述药物使用较普遍。

（1）β受体阻滞剂。较常用的是选择性β受体阻滞剂，如美托洛尔和氨酰心安（阿替洛尔）。这类药物于急性心肌梗死和心肌梗死后，出现心律失常时应用（必须强调使用时没有禁忌证）可降低病死率。正是由于这一点，目前许多医师在抗心律失常的治疗中特别偏爱β受体阻滞剂。这类药物的缺点心功能有抑制作用，可加重气管痉挛，故不能用于有慢性肺病和哮喘的患者。

（2）胺碘酮及索他洛尔。这两种药是治疗恶性心律失常，特别是恶性室性心律失常的首选药。这两种药的特点是广谱、高效，缺点是不良反应较大，其中胺碘酮可引起甲状腺功能障碍、胃肠反应、角膜微沉淀和肺间质纤维化，后者虽极少见，而一旦发生，后果将是灾难性的，故此两种药的使用指征十分严格，应视为二线用药。

（3）普罗帕酮。是广谱抗心律失常药，高效、中等毒性，使用相对安全，国内外应用都比较普遍。

（4）雷西嗪。特点是广谱、低效、低毒，用于一般性心律失常的治疗，基层医院使用更为广泛。因为它的安全性比较好。

（5）利多卡因。属窄谱抗心律失常药，中到低毒性，对于室性心律失常尤其是急性心肌梗死时出现的室性心律失常应为首选疗药物。过去对于急性心肌梗死患者常常预防性的使用利多卡因，现已主张不用，只是在确有需要时可以应用。

有些复杂的难治性恶性心律失常，须用电生理检查的方法指导用药。对药物治疗控制不理想、发作较频繁的预激综合征和与房室结折返有关的快速性心律失常，应采用射频消融术治疗，不应一味试用药物控制发作。因恶性室性心律失常引起心搏骤停，经治疗存活的患者，条件允许时应首选植入人工自动除颤器（ICD）治疗，这种治疗效果超过所有的药物治疗。

🩺 心力衰竭的治疗原则

充血性心力衰竭原先的治疗为"老三样"，即强心、利尿、扩血管。近年来，治疗措施日趋完善，由"老三样"演变为目前的"新七样"，即强心、利尿、扩血管、加 β 阻滞药、血管紧张素转换酶抑制剂、血管紧张素 II 受体拮抗药和醛固酮拮抗药。治疗心力衰竭的用药原则如下。

（1）对不同作用机制的药物，联合用药可提高疗效。

（2）利尿剂是心力衰竭治疗的基础药物，凡有心力衰竭症状者均可应用，特别适合于容量负荷增加者。急性期宜用呋塞米，缓解期则选噻嗪类。

（3）凡属于收缩功能不全性心力衰竭，无论有无症状都应当使用血管紧张素转换酶抑制剂。开始时应首选短效剂如卡托普利，稳定后改为长效药物，如雷米普利、赖诺普利等。

（4）经利尿剂和血管紧张素转换酶抑制剂治疗仍无效者，可加用洋地黄和硝酸酯制剂。洋地黄的应用首选地高辛，初为 0.25mg，每日 1 次；症状缓解后，改为维持量 0.125mg，每日 1 次。硝酸酯类选用长效制剂如硝酸戊四醇酯，不单用。

（5）伴有快速房性心律失常，应用洋地黄。伴有室性严重心律失常，可用胺碘酮或索他洛尔。伴有心绞痛，可加氨氯地平。

（6）服用 β 阻滞剂，如普萘洛尔、阿替洛尔和美托洛尔等，对防治心力衰竭均有良好疗效，适用于轻、中度心力衰竭。从小剂量开始，小心加量，常与血管紧张素转换酶抑制剂联合应用，不单独使用。

（7）对血管紧张素转换酶抑制剂不能耐受、不良反应明显，如剧咳频繁者，可用血管紧张素 II 受体拮抗药。

（8）以治疗舒张功能不全为主的心力衰竭用药，如钙拮抗剂、β阻滞剂和血管紧张素转换酶抑制剂，可选用硝苯地平、普萘洛尔和卡托普利联合应用。

（9）无症状心力衰竭选择血管紧张素转换酶抑制药和β阻滞药治疗，可改善心肌功能并逆转左心室肥厚，可作为预防心力衰竭发作或缓解期用药。

（10）醛固酮拮抗剂如螺内酯不单独使用，也不作为首选药，仅用于重度心力衰竭或进行性心力衰竭患者，配合其他药物治疗。使用中应注意高血钾、低血压等不良反应。

治疗心力衰竭的常用药物

用于慢性心力衰竭标准治疗的药物主要有以下4大类。

（1）利尿药。适应于所有伴有水肿的慢性心力衰竭患者，起效较快。分排钾利尿剂和保钾利尿剂两大类：前者有呋塞米、氢氯噻嗪等，后者有螺内酯、氨苯蝶啶等，有口服的片剂，也有注射用针剂。医生在给患者开药时会注意：排钾利尿剂和保钾利尿剂合用，以防发高血钾或低血钾；用药因人而异，如尿酸升高的患者应少用或不用氢氯噻嗪；定期让患者检查肾功能。

（2）血管紧张素转换酶抑制药。这类用于治疗高血压的药物，对于慢性心力衰竭患者而言非常重要，长期服用能提高生存率，除有禁忌证或因不良反应不能耐受者，都应该长期服用。医师会让患者从小剂量开始服用，逐渐增加到规定的目标剂量，不同药物的起始和目标剂量各不相同。如：西拉普利，从每天 1.25mg 开始，逐渐增加到每天 2.5mg；培哚普利，从每天 2mg 开始，逐渐增加到每天 4~8 mg；卡托普利，从每天 3 次，每次 6.25 mg 开始，逐渐增加到每天 150mg。

（3）β 受体阻滞药。也是一类特殊的药物，以往用于高血压及心律失常的治疗，但近来众多研究证明，长期服用这类药物，能延长慢性心力衰竭患者的生存率。用药也要从小剂量开始，如病情稳定，2 ～ 4 星期后增加剂量，直至目标剂量或最大耐受剂量，患者将由此得到最大的益处。

在治疗早期，这类药物会产生一些不良反应，如支气管痉挛、心率减慢、传导阻滞、低血压等，一般属于正常现象，医师在把握好用药适应证的前提下，会根据患者的不同情况调整用药，患者不必停药仍可继续治疗。由于这类药物要在患者服用两三个月后才能逐渐改善心功能，所以患者在治疗期间一定要有耐心。只要能够耐受就要坚持下去，不能自作主张更不能突然停药，否则会造成心功能恶化。

尽管此类药物有许多品种，但目前仅有几种能够用于慢性心力衰竭的治疗。此类药物中的卡维地洛在慢性心力衰竭治疗方面具有广泛的循证医学证据。临床上一般从每天 2 次，每次 3.125 mg 开始。2 周后增至每天 2 次，每次 6.25 mg。2 周后如能耐受，再增加剂量到每天 2 次，每次 12.5 mg，直到最大耐受剂量每天 2 次，每次 25 mg。长期服用能明显改善心功能，增加体力活动能力，减少住院。卡维地洛除了能用于心功能 Ⅱ 至Ⅲ级的心力衰竭患者外，对心功能 Ⅰ 与Ⅳ级者也有相当大的益处，而且对伴有糖尿病血脂异常的心力衰竭患者同样能收到较好的疗效。值得一提的是，卡维地洛必须在心内科医师监控下服用。

（4）洋地黄。是治疗慢性心力衰竭的"元老"级药物，能够控制心率增加心脏的收缩力，从而改善症状，尤其对较快的心房颤动疗效较佳。由于其有一定的毒性，许多患者都不敢服用，其实这是一种相对安全、价格便宜的药物，只要遵照医嘱服用，一般是没有问题的。

心脏猝死的预防

猝死，又称突然死亡，是指平时看来健康或病情已基本恢复或稳定者，在短时间内（从症状出现到死亡历时 1~6 小时）突然发生意想不到的死亡。冠心病猝死是猝死病因中最多见的一种。冠心病多数呈慢性经过，但也有少数患者病情凶险，来势迅猛，甚至发生猝死，之种情况称冠心病暴发，俗称心脏病暴发。引起冠心病暴发和猝死的主要原因是：供给心脏血液的冠状动脉主支突发梗死，致心肌大面积急性缺血和坏死，造成心脏功能急剧下降，形成严重心功能衰竭；广泛性急性心肌梗死后，由于心肌细胞缺乏营养，致心脏破裂；在动脉粥样硬化的基础上，因外界的某种因素，如过度悲伤、兴奋等引发冠状动脉痉挛，致心脏电生理紊乱，导致严重的心律失常主要是心室纤颤。

有心肌梗死病史、心功能差（LV EF < 0.40）、心室晚电位（VLP）阳性和电生理检查诱发多形性室速或心室颤动、动态心电图或运动负荷试验记录到频发复杂的室性心律失常等都属于心脏猝死高危人群。对这些患者，应进行积极的治疗。用药物预防心脏猝死，首先应选择 β 受体阻滞剂，β 受体阻滞剂可显著改善心肌梗死患者的生存率（使相对危险下降 19%）。对充血性心力衰竭的患者，β 受

体阻滞剂可显著降低其死亡率，但没有资料证实 β 受体阻滞剂能预防充血性心力衰竭患者心脏猝死的发生。

其实，冠心病猝死是可防的，只要注意以下事项，猝死就可大为减少，甚至能够杜绝。

（1）冬季要注意保暖。寒冷可诱发血管收缩、痉挛，使血压上升，如原有冠心病易促发急性心肌梗死。故老年人冬季外出，要注意增添衣服，以免着凉而发生心脑血管意外。

（2）保持情绪德定和心理平衡。精神紧张和情绪激动可使血压骤增，心脏负荷加重，从而能诱发急性心肌梗死。有以下情况都可能导致突然死亡：冠心病患者因观看紧张激烈的体育竞赛；或因遇到不顺心的事造成心理严重失衡；或因某件事大喜过望，即所谓"乐极生悲"等；保持情绪稳定要避免，情绪激动、精神紧张，以免内分泌功能增强而引起心肌突然缺血。

（3）加强自身修养。努力做到心胸宽广、情绪乐观、性格开朗、处世豁达，遇到棘手事不着急，冷处理，不钻牛角尖。因脾气暴躁易发火动怒或贸然行事的人，血压波动剧烈，易引发急性心肌梗死。

（4）避免过度劳累。有些离退休老人打麻将成瘾，甚至达到废寝忘食、通宵达旦的程度。由于过度疲劳和输赢对情绪（血压）的影响，极易诱发急性心肌梗死。猝死于麻将桌边的老年人在媒体屡有报道。

（5）锻炼要适当和适度。锻炼身体要适当并量力而行，一般以散步、打太极拳为宜，切忌快跑和做快速活动或旋转、低头、屏气使劲以及可能摔倒的动作，也不能做带有强烈比赛性质的锻炼项目。

（6）戒烟限酒。烟中含有毒物质尼古丁，此物质可引起心脏冠状动脉收缩或痉挛，诱发冠心病急性发作。虽然少量饮酒有减少冠心病突发的作用，然而酗酒的危险性极大。所以，饮酒当适可而止，不可恃强狂饮，冠心病患者更当敬而远之。

（7）治疗高血压。高血压不仅可因突然发生脑血管病而导致猝死，同时也会增加"心脏猝死"的危险。所以，从高血压的早期就应开始治疗。其具体方法是：放松精神，规律生活，保证睡眠；在医师的指导下，选择缓和的降压药物；长期服用降压药的人，千万不要突然停药，以免出现反跳而发生危险。

（8）调节血脂。血脂异常是发生和加重冠心病的重要原因，故不宜吃富含胆固醇的食物和易使三酰甘油升高的高糖食物，如黄油、动物脂肪和内脏，特别是脑、肝、肠和骨髓，以及水产品中的甲鱼、乌贼、鱿鱼、鳗鱼、小虾米、蟹黄和腊肉等。多吃高纤维素食物，如粗粮、杂粮、米糠、麦麸、海带和干鱼类等。

（9）控制糖尿病。糖尿病可促发或加重冠心病，故应控制好糖

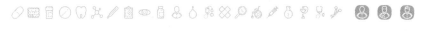

尿病，使血糖经常保持在正常范围内。

（10）减轻体重。肥胖可使心脏负荷加重，对冠心病不利，故应限制饮食总热量摄入，并适当锻炼，以消耗热量，减轻体重。不过，减肥的最好方法不是饥饿节食，而是坚持运动。当然，运动宜适度而持久，不可剧烈。如早上散步半个小时，晚饭后散步半个小时。现代医学认为，动脉粥样硬化尤其是早期阶段是可逆的过程，能从无到有，从轻到重，也能从有到无，从重到轻。坚持规律性的步行运动1年，能使动脉的粥样硬化斑块消退10%以上。

（11）降低血液黏稠度。中老年人多有血液黏稠（血脂异常）、血管粗糙（动脉粥样硬化）及血小板易聚集、破裂，会导致血液凝固、血栓形成，从而发生心脑血管疾病。故应经常服用小剂量能抑制血小板聚集和减轻血液黏稠度的药物，如阿司匹林或藻酸双酯钠片等。

（12）防便秘。若大便秘结，排便时需屏气用力而增加腹压，会影响血压，故一定要保持大便通畅。由于大便变干，粪块阻塞，常可造成腹胀、腹痛与烦躁不安等。这些症状均可增加心脏耗氧量，加重心脏的负担。特别是由于大便秘结，排便过度用力时，可使心肌耗氧量急剧升高，极易诱发心绞痛，甚至导致心肌梗死区、动脉瘤及室壁瘤的破裂。有些患者，则可诱发严重的心律失常。冠心病患者因排便导致症状复发，甚至发生心肌梗死者更是屡见不鲜。因此，冠心病患者，特别是心肌梗死患者，要多饮水，注意养成定时排便的习惯，常吃水果，特别是香蕉，适当进食粗粮，以利于通便。在发生急性心肌梗死的1个月内，患者可每日使用缓泻药，如酚酞片0.2g，每晚1次，或服用麻仁润肠丸等，以保持大便通畅。切忌使用大黄、巴豆之类导泻药。

（13）药物自救。有冠心病的患者，要随身携带装有硝酸甘油、速效救心丸、异山梨酯和冠心苏合丸等扩冠解痉药物的保健盒，以便发病时应用，减轻疾病的严重程度。此外，冠心病患者每日服用肠溶阿司匹林片50mg，对预防猝死也有良效。

（14）夜间起床要慢。夜间醒来睁开眼睛后，不要马上下地活动，应继续平卧半分钟，再在床上坐半分钟，然后双腿沿床沿形成下垂坐半分钟，最后再下地活动。因为冠心病猝死常发生在夜间。这主要是由于夜间体位的突然变化，造成心脏血管供血不足，特别是老年人神经调节慢，更容易发生危险。

冠心病患者服用药物的注意事项

（1）如何含服硝酸甘油或异山梨酯。冠心病患者都知道，当心绞痛发作时，可采取含服药物的方法来缓解心绞痛。但有些患者用药后,效果不明显,这是为什么呢? 有两个问题影响含服药物的效果:许多患者将药片含在口腔中，并不知道应将药物置于舌下，有些患者甚至将药片放在舌上面。殊不知，舌表面有舌苔和角化层，很难吸收药物，正确的含药方法是将药片咬碎后置于舌的下方。口腔干燥时，可饮少许水，以利于药物吸收。因此，心绞痛发作时，要采取舌下含药而不是舌面上含药。

冠心病患者使用的舌下含服药能扩张心脏冠状动脉，同时也能扩张身体周围的动脉。患者在采用舌下含药法时，最宜采取半卧位或坐位。因为半卧位或坐位时，可使回心血量减少，减轻心脏负担，使心肌供氧量相对满足自身需要，从而缓解心绞痛。如果患者平卧位，会使回心血量增加，心肌耗氧量也增加，从而使药物作用减弱，起不到良好的止痛作用。另外，患者不宜在站立时舌下含药，否则会因血管扩张，血压降低，导致脑血管供血不足而发生意外。

（2）服用抗心绞痛药不可"急刹车"。

①硝酸甘油。患者长期应用硝酸甘油，可使机体产生耐药性和依赖性。如果突然停用或自作主张减少剂量，冠状动脉就得不到有效扩张，或使冠状动脉发生痉挛，造成心肌缺血缺氧，从而导致心绞痛发作，严重者会引发急性心肌梗死或突然猝死。

②普萘洛尔。有的患者长期服用普萘洛尔，若是突然停用，也

极易诱发心绞痛而使病情恶化。这是因为该药可增加体内 β 受体的反馈性，还可使血液中的儿茶酚胺消减而增加浓度。如突然停药会增高 β 受体对儿茶酚胺的敏感性，并能恢复对 β 受体的作用，导致心交感神经的张力骤然增高，引起冠状动脉发生痉挛，增加心肌耗氧量，于是，心绞痛便发作了。

③硝苯地平。也是治疗心绞痛的有效药物，如在服用期间突然停药，细胞膜外的钙离子就会迅速进入细胞膜内，可使细胞内的钙浓度突然增高，导致心肌收缩张力和外周阻力加大，心肌耗氧量随之增多，如一时血液供应满足不了需求，易引发心绞痛。病情较重者，还可诱发急性心肌梗死。

（3）心绞痛患者禁忌的药物主要有5种。

① 酒石酸麦角胺，可使周围血管收缩，引起血压升高。

② 利他灵，为中枢神经兴奋药，可使心率加快，出现循环系统副作用。

③ 硫酸苄二甲胍，为降压药，可因血压下降引起心脏缺血，而导致心绞痛加重。

④ 加压素，为升压药，可使冠状动脉收缩，从而出现心功能抑制。

⑤ 麻黄素，可促进心功能亢进，增加心脏负担。

（4）可引发心绞痛或使其症状加重的药物。主要有甲状腺素、左甲状腺素钠和甲碘胺钠等；肼尿嗪为抗高血压药，可诱使心绞痛发作；双嘧达莫，用于治疗心绞痛的药物，急救盒中也常配有，但近年发现它有可能使心绞痛恶化；非劳力型心绞痛可因使用抗癌药氟尿嘧啶、喃氟睫而加重。

第 5 章

康复调养

三分治疗七分养，自我保健恢复早

急性心肌梗死后的康复体疗可分4 个阶段

对于大多数心肌梗死患者来说，他们不但可以在家中治疗，而且比住院治疗更有利于康复。主要原因是，患者家人可以在医师指导下，协助患者进行科学、合理的康复体疗。

（1）急性阶段。一般在急性心肌梗死发病后 2~3 周开始。此时期由于患者尚处于急性期，若体力活动不当易诱发各种并发症。因此，对无并发症、无心绞痛发作、无心律失常持续存在、无血压下降或出现心前区不适和气短气喘等症状病情稳定的患者，可逐渐进行 0.5 ~ 1.5 个代谢当量的身体活动。患者可在家人的帮助和监护下，进行轻微的日常自理活动或卧位呼吸操、肢体远端活动和关节屈伸练习。这一阶段可持续 1 ~ 2 周。必须注意的是，一旦出现以下任何一种征象，应立即暂停康复活动，并保持安静休息：活动后有心前区不适或气短；心律失常反复出现，并伴有胸痛、过度疲惫、呼吸困难及心力衰竭等症状；心电图显示心肌缺血的进一步改变、合并严重的高血压等；活动后收缩压下降值 ≥ 20 mmHg 或上升超过 15 ~ 20 mmHg，以及出现新的室性早搏、明显心搏异常。

（2）恢复早期阶段。除继续做第一阶段的康复体疗外，发病 4 ~ 8 周后，如果患者情况进一步好转，其康复活动量可适当增至 2 ~ 3.5

个代谢当量。开始可练习坐起，每日 1 次，每次 3 ~ 8 分钟；而后逐渐过渡到小量的医疗行走、上下 1 ~ 3 级台阶。该时期的康复体疗可持续 3 ~ 4 周。

（3）恢复后期阶段。该阶段的体疗内容应以定时定量步行和配合医疗体操为主，亦可在野外进行医疗行走、骑自行车、划船和爬楼梯等强度适中的有氧运动。随着体能的进一步恢复，可逐渐增加练习的距离和次数，为逐渐完全恢复日常生活及工作能力做准备。

（4）康复阶段。发病 6 ~ 8 个月后，患者再经过一段时间的康复体疗后体能基本恢复，可在家人和医师的监护下，逐渐增加运动量。为了提高心肌梗死患者的有氧代谢能力，改善心脏功能，可选择一些有氧耐力性运动项目。

心肌梗死患者的康复训练

临床实践认为，急性心肌梗死患者若能早起床、早活动，将有利于早日康复。那么，心肌梗死患者怎么进行康复训练呢？患者若无并发症，可以按以下顺序进行训练。

（1）发病后数日内在床上活动，如洗脸、刷牙、静坐和活动上半身等。

（2）在室内自由走动，上室内厕所。

（3）在走廊步行 50m。

（4）在走廊步行 150m，使用室外厕所。

（5）在走廊步行 300m。

（6）在走廊步行 600m。

（7）自己洗发，上下 10 级楼梯。

（8）自己入浴，上下 20 ~ 40 级楼梯。

（9）上下 40 ~ 60 级楼梯。

康复训练的注意事项：每天进行训练，活动需要循序渐进，逐步提高。由于每个患者的病情有所不同，训练不能强求一致，应随时调整；训练时应有医务人员或者家人监督，如有异常，要及时采取措施。

冠心病患者的最佳用药时间

典型的冠心病发作一般都在清晨到中午这段时间。最近世界卫生组织观察了 400 例冠心病发现他们发作大多在上午，特别是上午九点钟为发病高峰。因为在上午，人体血液中的纤溶活性低，血液凝集能力增强，肾上腺素分泌的量在上午也较其他时间为多，心跳往往加快，血压也上升至最高值。这时，已硬化的动脉血管，可增加其腔内血液凝结的能力，这些因素均可诱导心肌梗死。因此，冠心病患者，应在早晨起床后就服药，也就是心肌梗死容易发作之前就服药，这样，无论对治疗或预防冠心病，都具有重要的意义。

心肌梗死患者出院后家庭康复

心肌梗死患者在医院进行治疗后，病情稳定经医生允许可回家继续作康复治疗。但这并不意味着心肌梗死已经治愈。因为坏死心肌的修复需要一个过程，如不注意，容易发生心力衰竭或者心功能不全，而且冠心病的基本病变冠状动脉粥样硬化仍然存在，还可能再次发生心肌梗死。因此，心肌梗死患者出院后在家中应当注意养成成良好的生活习惯，保持心情舒畅，并注意以下几点。

（1）遵照医嘱，按时服药。

（2）定期到医院复查，了解病情变化。

（3）饮食有节，合理营养，避免寒冷、疲劳、过饥、过饱。

（4）吸烟者要戒烟，不喝或少喝酒。

（5）保持良好心态，避免过度激动和过度抑郁，消除不良情绪。

（6）保持大便通畅，养成定时排便习惯，切勿用力排便。

（7）适度的体育锻炼，如散步、打太极拳等，避免劳累和剧烈运动。

（8）要学会自己管理自己，了解有关本病预防护理的一般知识，有助于及时发现病情变化。

第 6 章

预防保健

运动饮食习惯好，远离疾病活到老

饮食调养原则

（1）控制总热量，维持热能平衡，防止肥胖，使体重达到并维持在理想范围内，是防治冠心病有效方法之一。

（2）控制脂肪与胆固醇摄入，高血脂是冠心病的主要诱因之一。随着肉类、蛋奶制品等摄入增加，饱和脂肪酸和胆固醇摄入过量，是导致高血脂的主要膳食因素。故应控制脂肪摄八，使脂肪摄入总量占总热量 20%～25%以下，其中动物脂肪以不超过摄入脂肪总量的 1/3 为宜，胆固醇摄入量应控制在每日 300mg 以下。

（3）蛋白质要质和量适宜。应适当增加植物蛋白，尤其是大豆蛋白。其适宜比例为：蛋白质占总热量的 12%左右，其中优质蛋白占 40%～50%，优质蛋白中，动物性蛋白和植物性蛋白各占一半。

（4）采用复合碳水化合物，控制单糖和双糖的摄入，尽量少吃纯糖食物及其制品。碳水化合物主要来源应以米、面、杂粮等含淀粉类食物为主。

（5）多吃蔬菜、水果。蔬菜、水果是维生素、钙、钾、镁、纤维素和果胶的丰富来源。植物纤维和果胶能降低人体对胆固醇的吸收。

（6）少量多餐，避免吃得过多、过饱，不吃过油腻和过咸的食物，每日食盐摄入量应控制在 3 ~ 5g。

（7）忌吸烟、酗酒、饮浓茶及忌用一切辛辣调味品。

（8）尽量少吃富含饱和脂肪酸或胆固醇过多的肥肉、动物油、高脂奶品及蛋黄、动物脑等食品。

（9）不要将饮用水软化。

这些科学的饮食方式不仅对冠心病者，而且对所有人的健康和长寿都有积极意义。

🅱 饮食宜忌

（1）宜食

①谷类：包括各种粗粮。

②豆类：包括大豆、绿豆、赤豆、蚕豆及各种豆制品。

③鱼类：包括绝大多数河鱼、海鱼。

④蔬菜、瓜果类：包括青菜、萝卜、梨、枣、猕猴桃、柑橘、草莓。

⑤坚果类：包括胡桃、杏仁、瓜子、芝麻等。

⑥菌藻类：包括蘑菇、香菇、木耳、银耳、海带、紫菜、苔菜、海藻等。

⑦植物油类：包括菜籽油、芝麻油、花生油、豆油、茶油等。

⑧肉类：包括瘦肉、家禽。

⑨其他：包括山楂、茶叶、脱脂牛奶和带酸味水果。

（2）忌食

①忌猪油、牛油、羊油、鸡油、黄油、奶油、动物脑、肝等及蛋黄、巧克力、墨鱼、鱿鱼、贝壳类（蚌、螺、蛏、蚬、蟹黄等）、鱼子。

②忌甜食、咸食、高脂肪制品。

③忌烟、酒、浓茶。

④忌饮食过饱。

⑤忌辛辣刺激性食品。

⑥忌食物过冷过热，忌多渣、坚固不易消化、产气多的食物。

饮食保健方法

（1）冠心病者宜食松子。松子的营养和药用价值很高，它含有人体所必需的多种营养素。据科学测定，松子中含有丰富的蛋白质、脂肪、碳水化合物、钙、磷、铁等，每百克松子能产生678kcal热量。西医学认为，松子中的脂肪成分是油酸、亚油酸等不饱和脂肪酸，具有防治动脉粥样硬化的作用。

（2）冠心病者宜食核桃。核桃中含有丰富的核桃油，对降低胆固醇和预防动脉粥样硬化极为有利。核桃仁封存于硬壳中，不见光线，空气也不流通，保持了核桃油不被紫外线照射和空气的氧化的破坏，有利于油中所含的维生素 E 不受损失，而维生素 E 有益于防治冠心病。

（3）冠心病者宜多食鱼。鱼类特别是海鱼，肉嫩味鲜，易于消化，其蛋白质含量高，而脂肪含量明显低于猪、牛、羊等畜肉。鱼肉可为人体提供多种必需氨基酸及维生素 A、维生素 B、维生素 D 和矿物质钙、磷、铁等。鱼肉中还有一种特殊的多链不饱和脂肪酸，能预防动脉粥样硬化，抑制血小板凝集，从而减少动脉血栓形成和心肌缺血。这种特殊物质在一般肉类中含量很少，在鱼油中含量却极其丰富。日本人喜欢吃鱼，男女平均寿命居世界之首。我国医学工作者调查也证实，在舟山群岛的渔民中，很少有冠心病发生。海藻提取物具有多方面的功能。它能有效地降低血脂，防止血小板凝集，改善血液流变学指标，提高血中高密度脂蛋白水平，从多方面起到预防冠心病及心肌梗死的作用。因此，常吃海藻类海洋植物，对冠心病的预防也会收到良好的效果。

（4）心肌梗死患者饮食宜忌。急性心肌梗死患者随时随地都有生命危险，任何引起心脏负担增加的因素均应避免，就饮食而言，营养不宜过多，进食时要注意以下几点。

①发病初期，要少食多餐，绝对不能暴饮暴食，要以流质为主，不能过热过冷，过热过冷食物的刺激均可增加心脏负担。随着病情好转，可适当增加半流食，允许进食适量的瘦肉、鱼肉、水果等。

②饮食应平衡、清淡且富有营养，以保证心肌细胞的营养供给，保护和维持心脏功能，促进患者早日康复。忌食刺激性食物，不饮浓茶、咖啡。忌食高脂肪食物，进食高脂肪食物会因餐后血脂增高、血液黏度增加，导致血流缓慢、血小板聚集而引起血栓形成。

③注意低盐饮食。对伴有高血压的患者而言，食盐过多，可升高血压，另外，食盐过多，易引起过多的水积于体内，增加心脏负担。

急性心肌梗死引起心功能不全时，常有胃肠功能紊乱，饮食更应注意。发病开始的 1 ~ 2 天，仅给热水、果汁、米汤、蜂蜜水、藕粉等流质饮食，每日 6 ~ 7 次，每次 100 ~ 150ml。若心功能好转，疼痛减轻后，可逐渐增加一些瘦肉、蒸鸡蛋白、稀米粥等饮食。

（5）冠心病者可以吃鸡蛋。鸡蛋是营养丰富的食物，每个鸡蛋约含蛋白质 5 ~ 6g，且绝大部分是白蛋白，同时还含有 5 ~ 6g 脂肪，30mg 钙，1.5mg 铁，720 国际单位的维生素 A 及维生素 B 等。但鸡蛋黄胆固醇含量较多，每个鸡蛋黄约含 300mg 胆固醇，相当于成年人一天胆固醇的需要量。由此，普遍认为冠心病者吃鸡蛋会加重冠心病。其实这种认识是不对的，因为蛋黄中除含胆固醇外，还含有十分丰富的卵磷脂，而卵磷脂可以使胆固醇酯化使之变得稳定而不容易沉积在血管壁上。美国的营养学家给动脉硬化者服卵磷脂治疗，3个月内患者的胆固醇显著下降。冠心病者是可以吃鸡蛋的，但量不宜多，以每天1个为好。但对已有高胆固醇血症的人，由于其胆固醇代谢障碍，对外源性胆固醇的耐受力较差，应该尽量少吃或不吃，亦可采用吃蛋白不吃蛋黄的方法。

（6）冠心病者宜食牛奶。牛奶是营养佳品，除含有高质量的蛋白质外，还含有钙、铁、维生素B等。牛奶中含有人体不能合成的八种人体必需氨基酸，其中蛋氨酸有抑制交感神经的作用，有助于维持人体的生理、心理平衡，减轻高血压。牛奶能防止动脉硬化。动物实验证实，牛奶中所含的蛋白质，能清除血中过量的钠，所以能防止动脉硬化、高血压的发生；其中有些蛋白还有助于保持血管的弹性，延缓动脉硬化。牛奶能降低血胆固醇。其所含的乳清酸，能影响脂肪的代谢。还有一种耐热的化合物，可以抑制胆固醇的合成，牛奶中所含的钙质和胆碱，具有促进胆固醇从肠道排泄、减少其吸收的作用。所以，牛奶是一种可以降低胆固醇的食物。

对50岁以上的人，骨钙丢失日趋严重，出现骨质疏松、骨质增生等，因缺钙引起的疾病也随之而来。牛奶不仅含钙量高，而且吸收好，钙对心肌还有保护作用。牛奶中还含有多种维生素和无机盐。

冠心病患者应选择脱脂奶、酸奶，对维持身体良好的营养状况、延缓冠心病的发展有益处。

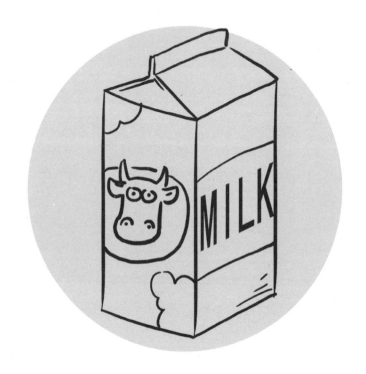

（7）冠心病者饮食宜忌口。忌口是中医治疗疾病的特色。有的疾病讲究严格的忌口，有的疾病对忌口则不太讲究。不同的疾病有不同的忌口，如有炎症的人，不能进食辛辣、雄鸡、鲤鱼、羊肉、牛肉、狗肉等温补食物，水肿及高血压患者，忌高盐食物；糖尿病忌糖类食品；冠心病者则忌高脂肪及高糖食物。冠心病对忌口要求不是很严格，不会因为偶尔一饱口福就引起冠心病发作，但暴饮暴食则可能诱发心绞痛或心肌梗死。

（8）选择食用油宜忌。动物油中含较多的饱和脂肪酸。过多食用会使血中胆固醇含量升高，而这正是促进动脉粥样硬化形成的主要因素，所以冠心病者尽量不要吃动物油脂。植物油中含有较高的不饱和脂肪酸，有降低血中胆固醇、防止动脉硬化形成和发展的作用。尽管植物油有降低胆固醇的作用，并不意味着可以不限量的食用。因为植物油同食物一样被人体吸收后，为生命活动提供大量热能，而热能过剩就会被转化为脂肪，蓄积在身体的皮下组织。

选择适合冠心病者食用的植物油仍有许多学问，例如菜籽油中含较高的芥子苷和芥酸。芥子苷可抑制动物生长，阻断甲状腺对碘的吸收，不同程度地使甲状腺肥大。但是这种物质可以在加热的过程中挥发出去，所以吃菜籽油时一定要热透油。芥酸这种物质可使心肌细胞中脂肪酸积聚，使心肌细胞纤维化。

花生油容易被黄曲霉素及其霉素污染，这是很强的致癌物质。所以有条件的话，植物油都要选择无杂质、无污染的精炼植物油。最适合冠心病者食用的植物油是玉米胚芽油，它含有不饱和脂肪。

（9）饱餐易诱发心绞痛。许多冠心病患者在饱餐后，尤其是在脂餐后易发生心绞痛，多发生在餐后30分钟内，称餐后心绞痛，属劳累型心绞痛的范畴。有陈旧性心肌梗死的患者较常见。饱餐后易发生心绞痛的原因主要如下。

①餐后人体的产热量，即使在安静状态下也会大大增加，即"食物的特殊动力效应"。就是说饱餐后人体代谢耗氧量会大大增加，而心脏也必须加倍工作才能满足机体代谢需要，大大增加了心脏负荷。

②饱餐后，大量血液向胃肠道分流，以充分消化和吸收各种营养物质，使其他组织的血液供应相对减少，而消化液分泌明显增加，也影响了冠状动脉的血液供应。

③饱餐后，特别是脂餐后，血脂水平骤增，血液黏滞度增大，血小板易聚集。导致血栓形成而堵塞冠状动脉，同时血流速度缓慢，外周血管阻力增大，使心脏负荷增加。

④饱餐后，可使外周血压明显下降，原有高血压者，血压下降更加明显，并且将持续1小时左右才恢复到餐前水平；若伴大量饮酒，外周血管扩张，血压下降更明显。当血压下降突然而且显著时，必将会影响冠状动脉的灌注压。

以上因素综合作用，使心肌耗氧量增加，冠状动脉供血减少，凝血机制加强，在冠状动脉粥样硬化基础上，容易诱发心绞痛，甚至心肌梗死。近年来，国外学者提出，应当把餐后心绞痛作为一个独立的冠状动脉疾病看待，它预示患者有严重冠心病。

（10）宜食用的水果。苹果含大量的碳水化合物、维生素 C、少量的脂肪和蛋白质，以及微量元素等。苹果中的纤维可以降低低密度脂蛋白的含量，促进胆汁酸的排泄，对于冠心病、高血压及动脉硬化有较好的防治作用。

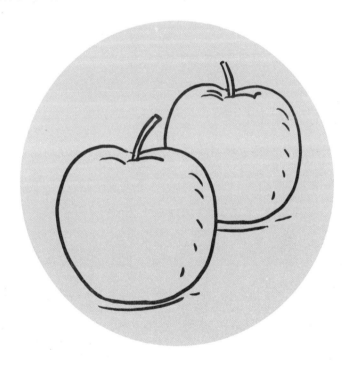

西瓜含大量的氨基酸、果糖、葡萄糖、蔗糖、盐类、维生素 C 等。可以清热解暑，止渴除烦，利尿消肿，用于暑热烦渴，热盛津伤，小便不利的患者。另外西瓜能降低血压，对冠心病的防治大有益处。

山楂含山楂酸、柠檬酸、胡萝卜素、维生素等，有较明显的降压作用,还可以增加冠状动脉血流量,对心肌缺血有一定的保护作用。另外,山楂还有较强的降血脂的作用,能较好地预防冠心病的发作。

香蕉富含碳水化合物及各种维生素,有清热润肠、解毒的功效,适合于高血压及冠心病者食用。尤其对便秘患者更为适用,从而减少冠心病的诱发因素。

猕猴桃的果实含有丰富的维生素、有机酸,对于消化不良、食欲不振、高血压、冠心病有较好的治疗与预防作用。

其他水果,如葡萄、鲜枣、柑、橘等水果被称为会消灭"体内脂肪"的水果,多吃能帮助人体减少体内多余的脂肪,降低血脂对冠心病的防治有积极作用。

（11）烹调宜忌。冠心病者的膳食特点是低盐、低脂肪、低热量。低盐每顿饭不超过1g,就像花生豆太小,低脂肪包括食物中脂肪及烹饪用油不超过30g。既不能多用盐,又不能多用油,怎样将菜炒的有滋有味呢?

用油建议如下。

①夏季多吃凉拌蔬菜、凉拌豆制品,放少许香油即可。冬季多吃水煮菜。

②吃炒菜时,少放油,以菜炒熟出锅后盘子上不见油腥为宜,再调少许香油以增加口感。

③炒菜时油温不宜过高。不饱和脂肪酸（植物油）经加热后，产生的聚合物，可造成肝脏功能、生殖功能损害，还具有致癌作用。为此，尽量不吃油炸食品，不要用炸过食物的油炒菜，有百害而无一益。

④炒菜时宜选用瘦肉，平常的做法需用很多油才能煎炒熟。现在可以向习惯挑战，改变一下方法，先将瘦肉煮熟切丝、切片待用，需时同蔬菜一起下锅炒，味道也不错。

少吃盐建议如下。

①调菜时以酸味为主，加醋就可以不放盐或少放盐，因为很多食物本身含钠，对于必须限钠者，饮食中不应放盐。醋对冠心病者是非常有益的，可以降脂。

②为了提高盐的作用，菜炒熟后装盘前撒盐。

（12）常食海产品。居住在格陵兰岛的爱斯基摩人，以猎渔为生，他们摄入大量海鱼，其冠心病是世界上最低的地区之一，几乎未见糖尿病。我国冠心病普查资料显示，舟山群岛渔民冠心痛的发病率在全国最低。这些资料表明，海产品能有效地预防冠心病发生。

因为鱼类的最大特点是碳链很长，不饱和的程度很高，这是陆地动物和植物所不可比拟的。脂肪酸的碳链越长，不饱和程度越高，降低胆固醇作用越显著。还可以降低血脂和血液凝固性，抗血小板凝集。另外，海洋动物，如牡蛎、鳞鱼会有大量的不饱和脂肪酸，可使冠状动脉扩张、改善血管通透性，还有降低血脂的作用，对冠心病者来说，食用海产品是十分有益的。

（13）冠心病者不宜多吃糖。体内糖类物质是产生热量的主要来源，人体所需热量的50％以上是由糖类食物提供的。冠心病者应该控制在每天主食不超过500g，即要减少糖的摄入。

人们从正常的饮食中，每天可以获得足够的糖来供给人体所需，如主食吃得过多超过人体的需要量，就会发胖。摄入过高的糖，如正餐之外过多的吃甜食、糖果、点心、巧克力、饮料等，就会大大超过人体需要，多余的糖便转化成脂肪在体内堆积起来，久而久之则会使体重增加，血压上升，使心肺负担加重。而且食糖过多可使血中三酰甘油上升，造成高脂血症。而肥胖、高血压、高脂血症都是冠心病的易患因素。因此，冠心病者要减少糖摄入，这对防治冠心病有重要意义。

（14）宜食蜂蜜。蜂蜜属温性食品，其主要成分是果糖和葡萄糖，还有少量的蔗糖、麦芽糖、糊精、树胶、含氮化合物、有机酸及铁、锰等微量元素。蜂蜜不但营养丰富，而且还是润肠、通便的良药。冠心病者常食蜂蜜能治疗便秘，使大便通畅，这样能减少心绞痛、心肌梗死等突发事件的发生。此外，蜂蜜含有的多种维生素、微量元素，可以调节血脂、降低胆固醇。

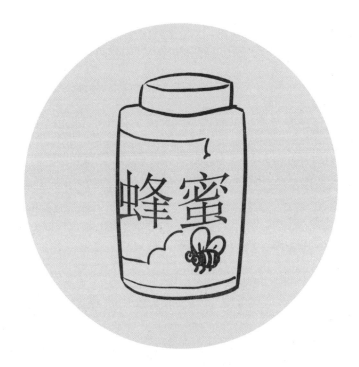

治疗便秘时可早晚取蜂蜜少许，用温开水冲服饮用，也可做成"蜂蜜决明汤"。方法是：取决明子 60～90g，加水 160ml，煮 40 分钟，然后滤出，加等量蜂蜜即成，1 日内分数次服完。因为冠心病者不宜多吃糖，所以喜爱甜食的患者可用蜂蜜替代糖。

（15）宜食的蔬菜。蔬菜中含有无机盐、微量元素、维生素、纤维素、碳水化合物、蛋白质等。这些物质不仅是维持机体生理活动所必需的，同时在防治疾病中也有重要价值。尤其食物纤维可增加肠蠕动，预防大便秘结，减少冠心病的诱发因素。

①海藻类：海带、紫菜等，海中植物大多含有丰富的蛋白质、维生素、微量元素等，对降低胆固醇、三酰甘油有良好的作用。

②香菇、木耳：含有大量维生素及有利于身体的微量元素。香菇中含有一种诱发剂，可以使人体产生干扰素，有提高身体对肿瘤的抵抗力作用；另含有腺嘌呤具有降低胆固醇的作用，对于胆固醇过高而引起的动脉粥样硬化、高血压及急、慢性肾炎、糖尿病患者，无疑是食物疗法的佳品。

③芹菜、芫荽：这两种菜具有降低血压、镇静安神的作用。尤其对冠心病伴高血压的患者更为合适。

④葱、生姜、大蒜：这类调味品具有多种挥发油、纤维等，具有明显的改善脂质代谢，减少胆固醇在肠道中的吸收作用，能有效地防治冠心病的发生。

（16）宜食大蒜和洋葱。对于冠心病而言多食大蒜、洋葱大有益处。大蒜、洋葱有较强的抗菌作用，对多种致病菌都有明显的抑菌和杀菌作用。大蒜对高脂血症有预防作用，吃大蒜和洋葱都可以使血清胆固醇明显减少，全血凝集时间明显延长。而且，大蒜和洋葱里的精油能使机体内前列腺素升高，而前列腺素具有抑制血小板凝集、扩张冠状动脉的作用。

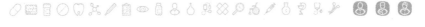

生吃大蒜有预防冠心病的作用，比吃同等量的熟大蒜作用明显。对于食用大蒜后产生的气味，可以嚼少许茶叶或吃口香糖的方法解除。

（17）预防冠心病宜常吃花生。因为花生内含有可预防冠心病的不饱和脂肪酸，可降低血液中胆固醇的含量，有效率为12%～15%。以血液中胆固醇的标准含量60～220mg而言，吃花生可降低20～40mg。其理论是，花生中纤维组织会像海绵一样吸收液体，然后膨胀的胶状体会随粪便排出体外。当这些物质经过小肠时，会与胆汁接触，吸收小肠内的胆固醇，从而使胆固醇降低。此外，花生中还含有丰富的维生素E，可使血液中的血小板沉积在血管壁的数量降低，使血管保持软化，血液流通顺畅，使患冠心病的机会减少。建议最好每天吃12～20粒香脆的花生，既可满足口腹之欲，又有防病健身之效。

富含维生素E的食物有植物油、谷物胚芽、豆类、南瓜、红薯、蔬菜、蛋黄等。人体吸收维生素E，能更好地保护心脏。

（18）宜少吃多餐、忌高热量饮食。冠心病者吃饭不要过饱，特别是对于那些饭后最容易发生心绞痛者来说就更应当绝对避免吃饭过饱。那么怎样解决才好呢，可以采取少食多餐的办法。比如，每天可吃五顿饭（晨起6点、上午10点、中午12点、下午3点、晚上 6 点），晚饭应尽量少吃些，如果吃得太饱，胃里食物过多，不但妨碍睡眠，而且增加心脏负担，还会引起心绞痛发作。

如果您属于肥胖体型，得了冠心病最好用低热量饮食。减少饮食热量，就可使体重逐渐减少。据报道，热量的消耗比摄入每增加6.8kcal，体重就减少 1g。开始限制热量时可能有些饥饿感，体重下降后，反而会感到舒适轻快。限制热量的同时应该注意补充蛋白质，但少吃动物油脂。推荐多吃豆制品及鱼类。在水产品中，鱼子、贝类及少数鱼含胆固醇较多，应予以注意。此外蛋清、脱脂奶、去脂的熟牛肉、瘦猪肉、鸡肉等都可以吃。

运动对冠心病的利弊

多数人认为，运动对冠心病是有益的，因为运动能使冠心病发病率、病死率都有所降低。

（1）能促进心肌侧支循环的形成和发展，能改善心肌氧的供需关系。

（2）可以减轻体重，避免肥胖。

（3）可使脂肪转运到肌肉内氧化，降低血脂，改善脂质代谢紊乱，提高高密度脂蛋白，降低低密度脂蛋白。

（4）能提高纤溶酶活性，降低血小板聚集性。

（5）能降低心脏肾上腺素能的过分活动，并能调节神经精神活动状态。

（6）可消除脑力劳动和精神紧张的影响，消除疲劳，恢复精神，做到劳逸结合。

但要注意的是，运动对冠心病在代偿期是有益的，而在冠心病发作、急性期或代偿失调期则常常会增加心脏的负担，使病情加重，因此要特别注意运动量、速度、时限和安全性，否则是有害的。

运动处方

（1）锻炼目的。恢复体力，提高心脏功能，控制体重，降低血脂和过高的血压，从而控制冠心病的诱发因素，减少复发的危险，同时减少心肌梗死的发生率和死亡率。

（2）锻炼内容。主要选用中低强度的步行。辅助练习：太极拳（剑）、柔力球、徒手体操。

（3）锻炼强度。锻炼时适宜心率为每分钟110～120次；步速一般为每分钟50～60m。但在开始时心率一定要稍低，一般为每分钟90～100。

（4）锻炼持续时间。锻炼的持续时间不少于 20 分钟。

（5）锻炼频率。开始阶段每周 3 ~ 4 次。

注意事项如下。

①特别注意在心绞痛发作和心肌梗死病灶尚未修复时期不要运动。

②每次室外锻炼时，应随身携带保健盒（急救盒）。

③在每次锻炼前都要有 10 ~ 15 分钟的准备活动，主要内容为伸展练习或者徒手体操等。锻炼结束以后也要有 10 分钟左右的放松练习，内容同上。

④锻炼的整个周期一般以 3 个月为宜。

⑤锻炼的时间建议在上午 10 时左右或下午 4 时左右。清晨（6 ~ 8 时）为运动的禁忌期。

⑥在运动中如出现以下情况时要立即停止运动：心脏不适、气短、心率超过每分钟 120 次。

适宜的运动量

冠心病者锻炼的方法很多，但如何掌握运动量，进行合适的锻炼则是一个至关重要的问题。运动量过小只能起安慰的作用，不能达到增加侧支循环，增强心功能的目的。运动量过大又会引起冠心病心绞痛、心肌梗死，甚至心力衰竭的发作。

冠心病者可以根据自我感觉来判断运动量的太小。如果运动后感到轻松、自我感觉良好，有轻度愉快的疲劳感、情绪饱满、精力旺盛、食欲正常、睡眠好，说明运动量合适。假如运动后感到头昏、胸闷、心慌、气短、精神不好，易疲劳，不思饮食，难以入眠，说明运动量过大，则应适当限制运动量，否则会引起冠心病的发作。

反映运动量大小比较客观的指标是在运动过程中和运动剧结束时，每分钟的心跳或脉搏的次数。因为心率是与运动时氧的消耗量成正相关的，运动量大，氧的消耗增多，心率就快。运动量小，氧的消耗少，心率就减慢。

正常成年人最大运动量的心率为220－年龄，健康老人为180－年龄。冠心病者的运动量还要小一些，一般运动时心率不要超过最大心率的80%，运动后脉搏不应超过每分钟110次，所以运动量的大小应很好掌握。

🔋 不宜锻炼的情况

冠心病者病情轻。无自觉症状，进行适当的运动锻炼是有益处的，但在有些情况下则不宜进行,如果勉强进行就会增加冠心病的发作,加重病情。

有以下情况的患者不宜进行体育锻炼。

(1)发生急性心肌梗死6个月以内暂不进行,必须经过医生检查,确定病情稳定后才可考虑。

(2)在休息时也有心绞痛发作的,或近1周内发生过心绞痛的,应经过适当治疗,病情稳定,且无心电图改变后才可考虑。

(3)如轻微活动就心慌、气喘或有尿少、水肿等心功能不全症状的,运动后会加重病情。

(4)有严重心律失常的,如出现频繁的期前收缩或每分钟多于5次以上,或运动后期前收缩次数增多,或严重的窦性心动过缓,特别是运动后心率次数不能加快时,应即时到医院接受治疗。

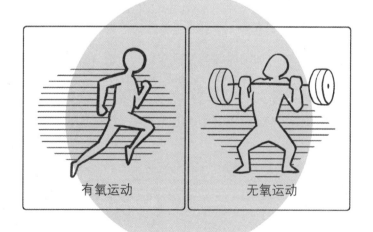

有氧运动　　　无氧运动

心肌梗死患者康复锻炼宜忌

　　心肌梗死患者的康复锻炼不同于正常人的运动，要让心脏受到一定锻炼，但不能让其负担过重。出院前在医师的监测下，患者应作 1 次低水平的运动试验，如登 1 ~ 2 层楼梯，测出其最大耐受量的心率值，也叫峰值心率。康复锻炼心率 =（峰值心率 – 休息心率）×60% ~ 70% + 休息心率。例如：峰值心率是每分钟 160 次，休息心率为每分钟 60 次，则康复锻炼心率值每分钟 =（160–60）×60% ~ 70% +60=120 ~ 130 次。在康复锻炼时，应尽量达到这一心率值。康复锻炼开始时可先采取小运动量活动，像生活自理、养花种草等，逐渐过渡到散步、打太极拳、骑自行车、游泳、打网球、慢跑、轻体力劳动等活动项目，可根据个人兴趣、爱好、环境条件自行确定，要求是达到康复锻炼的心率值。

　　在锻炼中，还应注意不要使自己感到很疲劳，要练习评价自己的疲劳度。夜间要保证睡眠 8 ~ 10 小时，中午也应适当午休。衣服要宽松，鞋以健身鞋和旅游鞋为好。当天气变化时，如下雨、下雪等，或非常寒冷和炎热时，都会使机体的消耗增加，这时要酌情减少活动量；遇到感冒、发热时，应暂停活动，待痊愈后再按照体力情况逐渐恢复锻炼。在锻炼过程中一定要戒烟，尽量少饮酒，还要积极治疗其他疾病，如肥胖、高血压、高血脂等。有的患者出院后一点都不敢活动，整日静养，结果身体越发虚弱，还容易合并其他疾病，心脏功能也日渐衰退，这样反而容易促使心肌梗死的复发。

冠心病患者锻炼时要避开"高峰期"

人们普遍认为清晨是锻炼的黄金时段，但对于冠心病者来说，清晨锻炼是不适宜的。因为上午 6 ～ 9 时是心脏病和脑出血发作的最危险时段，有人称之为"高峰期"。这个时段的发病率要比上午 11 时高出 3 倍多。其原因可能为，人体在上午时段交感神经活动性较高，随之而来的是生物电不稳定性增加，易致心律失常，出现室颤，可引起猝死。此外，上午人的动脉压较高，增加了动脉粥样硬化斑块断裂的可能性，促使血栓形成的胶原纤维暴露出来，血小板聚集进一步增加，成为冠心病发作的因素之一。

所以，冠心病患者在进行体育锻炼时，要避开"高峰期"，将时间安排在下午及傍晚进行。

运动注意事项

运动固然对冠心病者有好处，但是运动不当，带来的危害也屡见不鲜。因此，冠心病者参加体育运动时必须注意以下问题。

（1）个体化原则，因人而异，运动地点离家庭或工作单位较近的场所。

（2）方便易行。

（3）结伴锻炼，经常相互监督，相互鼓励，持之以恒。

（4）运动强度要循序渐进，先从轻、中强度开始，逐渐加大运动量。

（5）运动前要有 5～10 分钟的准备活动，如伸展肢体、慢跑等。

（6）运动后要有 5～l0 分钟的松弛减速运动。

（7）运动时应随身携带硝酸甘油制剂或冠心病保健盒等，以备急用和以防意外的发生。

（8）运动前要避免情绪激动，精神紧张。对于心绞痛发作 3 天内和心肌梗死半年内的患者不宜做比较剧烈的运动。

（9）运动前不宜饱餐，因为进食后人体血液供应需要重新分配，流至胃肠帮助消化的血量增加，而心脏供血相对减少，易引起冠状动脉相对供血不足，从而发生心绞痛。

（10）运动时应避免穿得太厚，影响散热而加快心率，心率加快会使心肌耗氧量增加。

（11）运动后避免马上洗热水澡，因为全身浸在热水中，必然造成广泛的血管扩张，使心肌供血减少。

（12）运动后避免吸烟，有些人常把吸烟作为运动后的一种休息，这是十分有害的。因为运动后心脏有一个运动后易损期，吸烟易使血液中游离脂肪酸上升和释放儿茶酚胺，加上尼古丁的作用而易诱发心脏意外。

冠心病患者适宜的锻炼方式

（1）步行锻炼。散步的时机一般选择在下午或傍晚进行，散步的地点应选择空气新鲜、环境优美的区域，并且划定行走路线，测定路程的长度和确定休息的适当位置，以便掌握和控制活动量。散步的持续时间，应根据自己的病情及体质不同而定，但最短不少于15分钟，最长不超过1小时，一般以20～30分钟为宜，每天至少2次。一般认为，散步用的时间比速度更重要，长期坚持，方可见效。

步行锻炼使血管扩张，血压下降，每周3小时以上的步行可减少动脉粥样斑块形成，降低动脉硬化，有助于预防冠心病发生。

散步的速度因人而异。中等速度的步速每分钟110～115步，每小时3～5km左右；快速步行每分钟为120～125步，每小时5.5～6km左右。冠心病者一般应采取中等速度。

在步行中，应根据体力情况适当休息1～2次，每次3～5分钟；

以后可逐渐增加步行速度和持续时间，直至达到每小时 3 ~ 5km 的速度，步行 30 分钟可休息 5 分钟。每日可散步 2 次，长期坚持。应该注意的是，患者在散步前，散步结束后即刻、3 分钟、5 分钟各测脉搏 1 次，并记录下来，作为制定合理运动计划时的参考。

心肌梗死患者在病后 8 周，只要身体情况许可，即可进行适宜的锻炼。初始阶段可以步行程序进行。4 ~ 6 周时每日散步 1 次，每次 5 ~ 10 分钟，由 400m 渐增至 800m；7 ~ 10 周，每日散步 1 次，每次 10 ~ 20 分钟，由 800 ~ 1600m，11 ~ 12 周，每次 20 ~ 30 分钟，1600m 以上。此后至半年，心肌已趋愈合，一般已无明显症状，从恢复期进入到复原维持期，其运动量可逐渐增大，并进行康复锻炼。

散步运动量较小，是冠心病者最方便、最安全的运动。散步可以消除疲劳，减少忧虑，调整食欲，增进睡眠，还可以改善肺功能。开始可以以平时走路的速度为起点，然后逐渐提高速度，加大步伐，延长时间和距离，只要身体感到轻松、舒适就好，开始先走平路，以后可以走一定的坡路。

（2）慢跑锻炼。慢跑能锻炼人的心脏，增加机体的最大摄氧量，增强人体的活动能力。特别是对于中老年人来说，慢跑可以促使冠状动脉保持良好的血液循环，保证有足够的血液供给心脏，同时通过慢速而较长距离的跑步，还能显著增加肺排气量和氧气吸入量，促进有氧代谢，改善心肺功能，增强心脏对运动负荷的适应能力，从而达到预防冠心病的目的。

慢跑时应穿合适的运动鞋及宽松的衣裤，保持轻松的步伐，注意地面和环境，防止发生外伤。跑步前后应有适量的活动，做好准备和放松工作。也可将步行与慢跑交叉进行，这种锻炼将耐力与强决议案相结合，比较适合于冠心病者。如果在雨、雪或大风天气，或因其他原因不能外出锻炼时，可以在室内进行原地跑步。

慢跑还是比较剧烈的运动，冠心病者应该审慎。病情较轻，平时活动量较大的，可以快步行走，在不引起心绞痛发作的基础上，逐渐度行慢跑；体质弱者，平时活动量比较小的患者不要轻易慢跑，可由散步过渡到慢跑。慢跑时以不喘粗气，不感难受，不感头昏，不感胸闷，最高心率为每分钟 120 ~ 130 次为宜。如果在运动中出现胸闷、气短、头晕等不舒适的感觉时，要立即停止运动。有心血管病的人须经医师检查决定是否可以慢跑。虽然慢跑容易取得锻炼效果，但体力消耗大，对老年冠心病者或者体力较差而无运动基础者来说，不宜采取此种锻炼方法，以免发生意外。

（3）太极拳剑锻炼。太极拳为我国特有的武术项目，是传统健身运动项目之一，简单易学，动作缓和，呼吸自然，不受时间、场地的限制，对防治冠心病有良好的效果。太极拳和太极剑姿势放松，动作柔和，程序稳定，是适合冠心病者的运动。如结合散步，则效果更好。运动量的大小也应根据病情和体力而定。体力差的可打简化太极拳或练几个动作，重复锻炼；体力好的可练全套老式太极拳。

进行太极拳剑锻炼时，强调意识、动作和呼吸三者的密切结合，全身内外协调地完成动作，这是太极拳剑锻炼方法的整体性和内外统一性。太极拳剑能延缓肌力的减退，保持关节的灵活性和柔韧性；增强心脏功能，延缓心功能减退过程，能调整血压、血糖和血脂，防治心血管疾病，可改善消化功能，具有健脾固本的作用。

太极拳剑采用匀、静、深、长的呼吸，能增加膈肌和腹肌的运动，保持肺的正常弹性，增加肺活量，改善肺功能；太极拳剑锻炼时，要求思想集中，不存在杂念，动中求静，用意不用力，故对提高大脑的生理功能有利；太极拳剑是一种自我治疗的做法，强调内因为主，充分调动人与疾病做斗争的主观能动性，使患者增强战胜疾病的信心，有利于冠心病的康复。根据上述生理功能，太极拳剑可应用于冠心病、高血压病、动脉粥样硬化等疾病的康复。

对于有些难以学会太极拳剑的老年冠心病者，可练习拳路和剑路幅度较小的太极动作，也可收到一定的康复疗效。

（4）下蹲运动。下蹲运动能增强心脏功能。其方法很简单：两手叉腰，下蹲时脚跟离地，重心落在前脚掌上，上身尽量保持正直，避免前倾，同时口念："呵"字音，起立时，咬紧牙齿，吸气，站直身子。如此周而复始。

下蹲程度可因人而异。身体较好的人可以全蹲，蹲下后停一二秒钟再起立；老年人可以半蹲，体弱者可以双手扶着桌沿椅背，也可以背靠墙壁下蹲，逐渐做到自己完全蹲下去。一般每天做 2 ~ 3 组，每组下蹲 36 次，锻炼一段时间，就会有效果。

四季养生保健

中医学认为"天人相应"，即自然界的一切变化均会对人体造成一定的影响，人体应适应自然。故提出顺应四时的养生观点，即人体应根据四季的气候变化，适时的调整自身以达到适应自然。

春季万物复苏，各种细菌、病毒也易传播，要注意预防感冒，可服板蓝根或注射抗流感的疫苗等，增强机体抵抗力。

春季气温寒暖无常，穿农要注意"春捂"，不要急于脱掉冬衣，以免突然遇到风寒引起感冒、肺炎而加重心肺负担。冬去春来，鸟语花香，春风拂面，应多到户外活动，活动时应结伴同行，并带好急救药品。

夏季炎热，养生家建议此时应"晚睡早起"，晚上可约伴乘凉、聊天、品茶，以消炎夏。中医认为夏季心气旺盛，不宜再补，应多吃豆类食品，最忌饮食过饱。

秋季早晚温差较大，穿衣不要骤增骤减，尽量避免早、晚外出活动，中医认为秋气燥，不宜吃辛辣食品，可多吃芝麻、蜂蜜、枇杷。

冬季患者应该注意保暖避寒，应该早睡晚起，减少外出活动时间，要避免在大寒、大风、大雪中锻炼身体，可以选择室内健身的方法。中医认为冬季寒宜食补，但冠心病者应注意忌大补、忌多食。另外，应避免疲劳、紧张、情绪激动，适时调整自己的心态，保持思想愉悦，乐观开朗的良好情绪，对冠心病者而言至关重要。

冬春季节是冠心病的高发季节，冠心病者受冷空气影响，可以引起冠状动脉痉挛，影响心肌供血。冬春季节气候变化无常，冠心病者保护不当，容易发生感冒，会加重病情诱发心绞痛。夏季炎热温度过高，也会使心率加快，诱发心绞痛的发生。

冠心病者应根据不同的气候变化调整衣、食、住、行，以助于保养心脏，延年益寿。

居室环境保健

冠心病者室内的主色调应选择宁静、柔和的颜色，如青色、淡绿、淡黄、咖啡色等颜色，显得幽雅、静心。避免大红、翠绿、亮白等颜色，这些颜色对视觉有较强的刺激性。

居室应该具有较好的采光和通风设施，保证空气流通和清新；室温以 18℃～20℃左右最适宜；室内相对湿度以 30%～70% 为宜；室内设置物品要井然有序，不可过于零乱；居室要保持清洁，窗明几净，一尘不染。要有良好的防蚊、防蝇设施，保证室内空气无污染。如果家中有人吸烟，吸烟的烟雾以及烹调产生的油烟，都会给家庭居室造成严重的空气污染，这些污染会使室内一氧化碳浓度增加，对人体健康和冠心病者的病情影响极大，甚至可以诱发心绞痛和心肌梗死。

因此，有冠心病者的家庭，室内要严禁吸烟，并在厨房安装抽吸油烟设备，尽量不使油烟污染居室。居室噪音污染对冠心病的康复也不利，故不可把收录机、电视机、组合音响等设备的音量开得过太。

旅游保健

冠心病者要外出旅行，一般来说，在心绞痛比较稳定的情况下，急性心肌梗死 3 个月以上，心力衰竭基本控制状态，外出短途旅行是可以的。外出旅游应注意以下几点。

（1）旅游的季节应选择春末、夏初或秋季，因为此时气候温暖，天气晴朗，日夜温差变化比较小，可以避免因寒冷或气温太高而诱发冠心病心绞痛。

（2）外出旅游时一定要随身携带治疗冠心病的药物，尤其是救急药，如硝酸甘油、速效救心丸、麝香保心丸等。

（3）外出旅游应以游览秀丽景色，大好河山，陶冶情操为主，而不应参加爬山、游泳等活动量相对较大的项目。

（4）即使在旅游途中，也应遵照医生嘱咐，按时服药，按时检查及治疗。

（5）外出旅游时，一定要有家属随身陪护。

（6）外出旅游时最好是乘船或火车卧铺。

（7）旅游过程中应注意防寒保暖，预防感冒，尽量做到让身体保持舒适为好，避免过度疲劳，保证有充足的睡眠。

（8）旅游过程中也应注意饮食问题，以免因饮食不洁或过饥、过饱而诱发冠心病。

沐浴保健

冠心病者凡是生活能自理者，最好是淋浴，因为盆浴时人体浸在热水中,全身毛细血管扩张充血,可使全身有效循环血量相应减少,血压下降,使心、脑等重要脏器的血液供应暂时不足。这种暂时的变化对健康人是无关要紧的,可是对冠心病者来说,却是一个致命的威胁,可造成冠状动脉的阻塞,引起急,性心肌梗死。洗澡时间不宜过长,浴室内空气不流通,温度高,空气中氧含量较少,易诱发冠心病发作。在家洗澡时,门窗不要紧闭,以免太热和蒸气过多引起晕倒。如果年老体弱或行动不便,进出浴池要有人帮助,以防跌倒。如果身体虚弱,则可由家人帮助擦身或进行短时间的盆、池浴,但要随时注意冠心病者的动态,以便采取相应的急救措施。但如果伴有心力衰竭、生活又不能自理者,严重心律失常或在最近发生过晕厥者,心绞痛发作或心肌梗死发作1周之内者,一般都不宜洗澡。

冬季浴室应有保暖和通风设备,防止受凉感冒和受热中暑。水温要适宜,水温过低,会引起皮肤血管的收缩,使心脏回流血量猛增而突然增加心脏负担。洗澡水的适宜温度为35℃～40℃,洗澡时间应控制在30分钟左右。洗澡的次数也要因人因季节而异。冬春季节可每周洗澡1～2次。肥胖者皮肤汗腺分泌旺盛,洗澡次数可酌情增多。

不宜饱餐后沐浴。正常情况下,胃肠道的血管极其丰富,进食后因消化与吸收的需要,心输出量增加,腹腔脏器处于充血状态。

在发生急性心肌梗死时，由于坏死的心肌没有收缩力，心功能很不好。在此基础上如果饱餐，一方面因心脏输出量增加而加重心脏的负担，同时还可使冠状动脉收缩，血供减少，心肌进一步缺血、缺氧，加重心功能不全。因饱餐后迷走神经兴奋而致窦房结节律性减低，可引起心跳停止，故在饱餐后沐浴危险性很大。入浴后全身小血管扩张，心脏和脑部更加缺血和缺氧，极易促成猝死。身体比较虚弱的冠心病者洗澡感到疲劳时，应马上休息一会儿。洗澡过程中如果出现胸闷、胸痛、心悸、头晕等不适感。应立即停止洗澡，就地平卧，尽快服药，严重者还应立即请医师诊治。

喝茶的艺术

茶能减低血清胆固醇浓度，减轻动脉粥样硬化程度，增强毛细血管壁的弹性，并具有抗凝和促进纤维蛋白溶解的作用，对冠心病者产生良好的影响。所以，茶成为防治冠心病的首选饮料。可能是由于茶叶中含有大量类黄酮和维生素等，可使血细胞不易凝结成块的天然物质。类黄酮是最有效的抗氧化剂之一，能够抵消体内氧气的不良作用。红茶中的类黄酮含量比绿茶多，在茶中加牛奶、糖或柠檬不会减弱类黄酮的作用。

但是，浓茶中含有大量的鞣酸，会影响人体对蛋白质等营养成分的吸收，也会引起大便干燥，并能增加心室的收缩，引起心跳加快，使患者出现胸闷、心悸、气短等异常表现，甚至造成危险后果。茶中的咖啡因有兴奋大脑皮质的作用，为保证休息，冠心病者睡前不宜饮茶的数量及种类，应根据体质和感觉适当调整。花茶、青茶都是半发酵茶，红茶是全发酵茶，而绿茶未经发酵茶，所以冠心病者应根据病情、嗜好、感受而选择。

因为冷茶在咽部刺激了迷走神经，使心脏的跳动减慢，并可出现心律不齐。因此，心肌梗死患者应避免喝冷茶，否则容易引起不良后果。

饮水也有讲究

冠心病者晨起宜喝一杯白开水。水是构成人体组织的重要成分，占体重的 65% ~ 75%，水参与机体所有的基础代谢。缺水时人体出现：皮肤干燥、缺少弹性、皱纹增加；血液黏稠度增高；易患便秘。特别经过一夜的睡觉，胃、小肠基本上已排空，晨起喝白开水就等于给排空的胃肠道进行了一次清理，既有助于消化，又可防止便秘。另外，经过一夜睡眠，人体通过分泌汗液、排泄尿液及呼吸中丢失了大量的水分，使血液变得黏稠、血流缓慢，容易形成血栓而诱发冠心病的突发事件。所以晨起后应该空腹饮1杯白开水，不仅润肺清肠，还能稀释血液，降低血液黏稠度、使血流通畅，减少冠心病突发事件。但是日常生活中应该少量多次的饮水。

睡眠保健

临床资料表明，冠心病心肌梗死常在睡眠时发生。因为，此时回流到心脏的血液比站或坐时增加了许多，加重了心脏的负担，从而使心肌耗氧量增加而发病。睡眠时自主神经功能紊乱及动脉粥样硬化部位的血管壁对神经体液因素的过度敏感及前列腺素的中间代谢产物等的影响，导致冠状动脉分支自发性痉挛而发病。

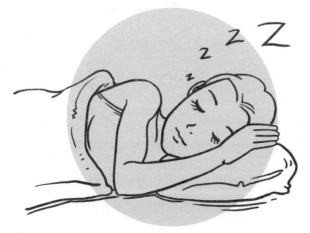

得了冠心病,科学睡眠最重要,睡眠时只有注意了以下6个方面,才能有效预防心绞痛、心肌梗死的发生。

(1)睡前保健。晚餐应清淡,食量也不宜多,宜吃易消化的食物,并配些汤类,不要怕夜间多尿而不敢饮水,进水量不足,可使夜间血液黏稠,睡前娱乐活动要有节制,看电视也应控制好时间,不要看内容过于刺激的节目,否则会影响睡眠,按时就寝,养成上床前用温水烫脚的习惯,然后按摩双足心,促进血液循环,有利于解除一天的疲乏。

(2)睡眠体位。冠心病者宜采用头高脚低位,即床头比床尾高20～30cm,右侧卧位入睡。采用右侧卧位入睡,可使全身肌肉松弛,呼吸通畅,心脏不受压迫,并能确保全身在睡眠状态下所需要的氧气供给,有利于大脑得到充分休息,减少心绞痛的发生。睡眠时头高脚低位,减少回心血量,也可大大减轻心脏负荷,有利于心脏"休息"。冠心病者若病情严重,已出现心衰,则宜采用半卧位,以减轻呼吸困难,避免左侧卧或俯卧位。

(3)晨醒时刻。清晨是心绞痛、心肌梗死的多发时段,而最危险的时刻是刚醒来的一刹那。因此,早晨醒来的第一件事不是仓促穿衣,而是仰卧5～10分钟,进行心前区和头部的按摩,做深呼吸,打哈欠,伸懒腰,活动四肢,然后慢慢坐起,再缓缓下床,慢慢穿衣。

起床后及时喝1杯开水，以稀释因睡眠失水而变稠的血液，加速血液循环，可最大限度防止心脏病猝发。

（4）午睡健康。午睡和冠心病发病率的关系很大。调查表明，因轮班工作不能午睡者的冠心病发生率明显增高。北欧和北美的冠心病发病率之所以较高，就是与缺少午睡有关。每天午睡30分钟可使冠心病者的心绞痛发病率减少30%。所以冠心病者必须午睡。午睡更要注意姿势，有些患有冠心病的老年人习惯坐着打盹，这是很不可取的，这种姿势会压迫胸部，影响呼吸，使患病的心脏负荷加重，且会引起脑部缺血。

（5）睡眠环境。应选通风、安静的房间，室内应保持适宜的温度，颜色应协调，不要太刺眼和太单调，室内也不宜种植花草。

（6）睡眠时间。每天要保持7～8小时的睡眠，同时要坚持按时上床，醒后即起，天长日久，形成规律。

休闲保健

（1）冠心病者忌劳累过度。为了预防急性心肌梗死的发生，如果有冠心病心绞痛，应做到不熬夜，工作时间不宜过长，也不宜长时间看电视。宜做轻松的运动。宜定期检查心电图及有关的体格检查、血液检查等。

　　冠心病者由于冠状动脉发生粥样硬化，引起心肌缺血缺氧。当运动或体力劳动时，心脏就会加快收缩，以满足全身血液供给的需要。但当心跳加快后，心脏的耗氧量也会随之增加。冠心病者如果运动量过大或劳累过度，心肌所需要的血液又无法得到满足，就容易发生心绞痛，使病情加重。所以，冠心病者宜避免过度劳累。

　　（2）急性心肌梗死患者忌过度卧床休息。过去认为，急性心肌梗死患者应绝对卧床休息，以为这样能减轻心脏负担，使心肌得到充分休息和营养供应，但现在看来这些观点不完全正确。比如，当一个人采取坐位时静脉中的血向心脏的回流量只是仰卧时的85%，因而坐位时心脏的负荷量不是增加而是减少。当面，卧床休息对急性心肌梗死发病的最初几天的患者来说是十分必要的，而且必须这样做，否则有生命危险。但是如果过分强调绝对卧床休息则是有害无益的。一是长期卧床后，一旦起床，就容易发生心动过速和体位性低血压；二是长期卧床容易给患者造成一种思想压力，产生悲观情绪，对战胜疾病丧失信心；三是长期卧床后，循环血量减少，血液黏稠度增高，容易发生血栓等并发症；四是容易并发肺炎、胃肠功能减退、肌肉失用性萎缩。

　　（3）忌久坐不动。采取长久的坐位方式工作的人、脑力劳动者

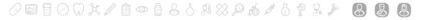

的冠心病发病率为12%，而长期从事体力劳动者平均为3%。

（4）休闲娱乐忌过头。爱搓麻将的老年冠心病者要注意防止兴奋过度，打牌的时间不要过久。打麻将过久对于患有心脑血管疾病的患者来说是相当危险的。过度兴奋会使高血压症状加重。也有一些患者因输赢过大时的心情激动而诱发心脑血管意外，甚至因此而猝然长逝。据统计，死于牌桌上的冠心病者占这类患者总数的1.4%。

（5）忌大笑。"笑一笑十年少"，没有笑，人们就容易患病，并且容易患重病。因为一次普通的笑能使人体的胸、腹、心肺乃至肝脏得到有益的锻炼。笑可以引起身体内部的活动，促进内分泌系统的分泌，有益于减轻疾病，解除烦恼和抑郁。因此笑的好处的确不少。但是大笑、狂笑则不利于健康，尤其对有冠心病的患者。因为大笑可加速血液循环，使脉搏加快，呼吸次数增加，血压增高，心脏耗氧量增加，使冠心病者易诱发心绞痛，甚至可出现心肌梗死。对某些有心血管疾病的患者，还可突然发生脑栓塞、脑出血，甚至出现猝死。在各种激烈比赛运动场上，或在激动人心的电视屏幕前，由于过度兴奋太笑不止而致命的屡有所闻。因此笑要笑得适度，尤其对患有冠心病的老年人，主张常笑但不可大笑。

🧑 日常生活八项禁忌

冠心病是一种慢性病，一旦戴上这顶"帽子"，就要做好长期"作战"的准备。但是，冠心病者一样可以带病延年，关键是注意生活中的自我调节。

（1）忌生气、发怒。当过分激动、紧张，特别是大喜大悲时，由于中枢神经的应激反应：可使小动脉血管异常收缩，导致血压上L、心跳加快、心肌收缩增强，使冠心病者缺血、缺氧，从而诱发心绞痛或心肌梗死。

（2）忌超负荷运动。"生命在于运动"，但生命更在于平衡，它体现了生命运动的根本规律。从老年人的客观实际出发，运动应量力而行，恰到好处，做到动静结台，阴阳协调平衡，才能达到最佳点。如过犹不及，失去平衡，则会走向反面。因此，冠心病者既要坚持锻炼，又要严格掌握一个"度"字，使供血量和需血量平衡。人在安静状态下，心肌每分钟需要300ml左右的血液供应；强度大的体力活动，心肌每分钟需要的最大血量达2000ml左右。超负荷的运动量极易导致心脑血管急剧缺血、缺氧，可能造成急性心肌梗死或脑梗死。因此，冠心病者在参加各种体育活动时，要在医生指导下事先服药预防。

（3）忌脱水。有些中老年人平时没有养成定时喝水的习惯，等到渴了想喝水时，已造成不同程度的"脱水"了。冠心病者的血黏稠度都有所增高，达到一定程度时，可出现血凝倾向，导致缺血或心脑血管堵塞，严重时可引起心肌梗死或脑卒中（中风）。水可以稀释血液，并促进血液流动，故老年人平时要养成定时喝水的习惯，最好在睡前半小时、半夜醒来及清晨起床后喝一些开水。

（4）忌缺氧。一般而言，一天中，除户外活动或有氧运动的吸氧量符合生理需要外，其他时间的吸氧量往往不足，冠心病者则易出现胸闷等症状。如果长期供氧不足，会加重动脉粥样硬化的程度。所以，冠心病者要经常对居室环境通风换气，当胸闷或心胸区有不适感时，立刻缓慢地深吸几口气（即深呼吸）。出现心绞痛时，除服用急救药外，应立刻深吸气，家中备有氧气瓶的则吸氧几分钟，可以缓解心绞痛，减少心肌细胞的死亡。

（5）忌严寒和炎热。严寒季节，冠心病者不要忽视手部、头部、面部的保暖。因为这些部位受寒，可引起末梢血管收缩，加快心跳或冠状动脉痉挛。此外，寒冷还可使去甲肾上腺素分泌增多，血压升高。所以，冠心病者冬季外出活动时，宜戴口罩、手套和帽子；早上刷牙、洗脸宜用温水洗水、洗菜时，不要将手长时间泡在凉水里。在炎热的夏季，人体血液循环量大幅度增多，可使交感神经兴奋，心跳加快，加重心脏的额外负担。因此。冠心病者在严冬或炎热的天气，应该采取相应的自我保护措施。

（6）忌烟酒。尼古丁可使血液的纤维蛋白原增多，导致血液黏稠，很容易引起血液凝固与血管的异常变化，故吸烟者冠心病的发病率比不吸烟者高 3 倍。戒烟后，血液中的纤维蛋白原大大减少，可减少冠心病的发病率。此外，常饮烈性酒，可因酒精中毒导致心脏病和高脂血症。过多的乙醇还可使心脏耗氧量增多，加重冠心病。所以，冠心病者应禁饮烈性酒，或以少量红葡萄酒或黑啤酒取而代之。红葡萄酒或黑啤酒中含有类黄酮，具有抑制血小板聚集与血栓形成的作用。

（7）忌口腔不卫生。如果口腔不卫生或患有牙周炎等牙病，口腔中的链球菌就可能进入血液循环，使小动脉发生痉挛或血栓，导致心肌梗死。所以，冠心病者尤其应该保持口腔清洁，防治牙病。

（8）忌过饱。由于过饱时胃可以直接压迫心脏，加重心脏负担，还可导致心血管痉挛，甚至发生心绞痛和急性心肌梗死。所以，冠心病者平时宜少食多餐，晚餐尤其只能吃七八分饱。

工作保健

根据病情可以参加不同的工作，但不要做重体力劳动，如搬运重物、高空作业等。此外也不要做长时间的精神紧张的工作，如汽车司机等。

工作中如果出现心慌、气短、胸痛、恶心、呕吐、出冷汗时要立刻停止工作，马上休息。

在一般工作中，每隔一段时间可以稍稍休息或做轻微的活动，工作尽可能在上班时间内完成，夜间不要加班加点。如果是教员，讲课时最好坐着讲，教室较大可以用扩音器。如果在这样条件下仍有心慌气短，则不宜再讲，需到医院治疗。

病情稳定以后可以全日工作时，也要尽可能错开上下班高峰时间。乘坐公共汽车最好找个座位，因为乘车时坐着或站立，消耗能量可相差30%～50%，此外绝不要追赶车辆，以免诱发心绞痛发作。

调查结果表明，夜间工作者易患冠心病。主要原因是夜间工作者身体的24小时正常生物节律被打破，易导致体内各脏器功能失调，睡眠欠佳、影响身体恢复和休整。另外饮食改变、吸烟增加、体育活动减少、社交活动减少，易导致精神压力增加等因素，均可能增加冠心病发病危险。

👤 如厕保健

冠心病者大便时不要过分用力，以免引起心绞痛发作。有不少心肌梗死患者由于大便秘结，排便过分用力而发生猝死。

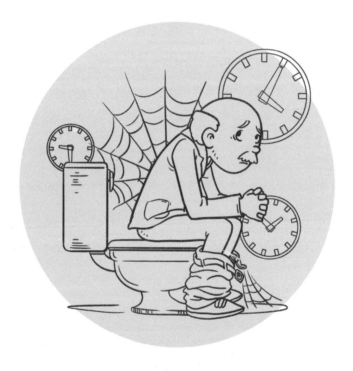

大便时使用马桶比蹲式省力。如有习惯性便秘可多吃些水果、蔬菜或早晨喝杯凉牛奶或蜂蜜。要养成定时排便的习惯，必要时吃点缓泄剂。夜间小便最好用尿壶，平时养成睡前排尿的习惯，以减少夜间排尿次数。

家务劳动保健

（1）不用凉水洗脸。冠心病者早晨起床以后，冠状动脉及细小的皮肤血管还不能充分适应外界刺激，如果用凉水洗脸就容易诱发心绞痛，所以冠心病者最好用温水洗脸。

（2）不用凉水洗菜。注意不要把手泡在凉水里，如果比较长时间把手泡在凉水里，血压就会上升，这就容易诱发心绞痛。此外，手拿冰冻的食物也会刺激皮肤，这些都要注意。当然厨房里温度也不要过低。

（3）不用凉水洗衣。洗衣服时尽量不要把手长时间泡在凉水里。在晒东西时请不要高举双手，因为两上肢高举，头部后仰有时也会引起血压下降，甚至发生晕厥。

（4）家务劳动宜忌。适当的家务劳动等同于适当的体育锻炼，适当的体力活动能改善冠状动脉的血液供应，增加心肌收缩力，有助于防止冠心病。但过重的体力劳动能加重心肌耗氧量，所以冠心病者做家务时避免干过重的体力活。要注意用力不能太猛、太大；不适宜长时间进行过于单调的重复劳动。做家务时要避免快速旋转、低头、蹲下起来的动作，以免引起体位性低血压。避免带病做家务，应心平气和、不急不躁，做力所能及的事情。

夜间保健

（1）夜间起床"三个半分钟"。三个半分钟，即醒来不要马上起床，在床上躺半分钟再起来，坐起后又坐半分钟，两腿站在床边又等半分钟，再起来。这样使心脏安全，减少不必要的猝死，不必要的心肌梗死和不必要的脑卒中（中风）。

正常人体位变动时，尤其是从平位到直立位时，可发生血压变化，严重者则造成体位性（或称直立性）低血压可引起头晕、眼前发黑、晕厥、摔倒，以致发生意外。这在老年人、高血压者、冠心病者中尤为常见，也更危险。临床上因夜间起床过快所诱发的脑卒中、心绞痛、心肌梗死、猝死屡见不鲜。为防止意外，建议夜间醒来，先静卧半分钟，之后再坐起半分钟，之后双脚垂在床沿再等半分钟，这样经过这三个半分钟，机体有了一个适应过程，再下床就不会出现上述意外了。

（2）冠心病者夜间自我保健。冠心病的老年人，一般夜间不宜独居一室，以防发生意外。睡前不宜过多看书、读报和写作，更不宜看惊险和紧张的电视、电影。因为这些因素都会造成睡眠不佳或做噩梦，引起心电不稳定，导致心律失常，使心肌收缩不协调，甚至发生半夜猝死。

家庭生活保健

（1）起床前应先做5分钟准备活动，如果突然起床有时可诱发心绞痛。

（2）不要用冷水洗脸，最好用温水洗脸。

（3）每天安排一定时间的户外活动，如散步、打太极拳等，户外活动时应携带保健盒。

（4）上街买东西要量力而行，不能超过运动量，中途可以停下来休息几次。出发前要考虑到路程、用不用上下楼梯等，在严冬、大风、下雨、下雪天气时最好不要上街。

（5）洗澡水过冷或过热对心脏都是不利的，应在温水里洗澡（37℃～39℃），洗澡时间不宜过长，每次不超过30分钟。

（6）冠心病者不要吹电风扇睡觉，冬季应注意保暖，睡前不要吃东西，不要多喝水，如果睡眠不好可少量服些安眠药。

（7）夫妻间性生活应根据每人情况而增减次数，一般可在性生活前舌下含服硝酸甘油，以确保安全。

看电视保健

看电视是现代人生活中不可缺少的精神文化生活。冠心病者看电视要有节制，特别是退休的老年患者不能一天到晚看电视，这样对病情是非常不利的。长期坐着不运动，必然导致血液循环功能降低，不但身体越来越不灵活，而且心脏对体力活动的耐受力越来越差。冠心病者在选择电视节目内容时也应注意，不宜看剧情比较紧张、刺激的电视片（如枪战片、恐怖片等），最好不要看竞争性太强的竞赛类节目或者是体育竞技类节目，由于观看时全身都处于一种紧张兴奋的状态，使心脏的搏出量增加，心率加快，心肺负担加重，心肌耗氧量随之上升，很容易诱发心绞痛与急性心肌梗死的发生。

冠心病的三级预防

（1）一级预防措施。采取一定的方法，控制和改变冠心病的危险因素，使没有患冠心病的人预防冠心痛的发生，这就是医学上称的一级预防。一级预防应包括以下内容。

①饮食习惯。避免食入过多的动物脂肪及胆固醇含量高的食品，增加不饱和脂肪酸食品（如鱼油、麻油、玉米油、芽胚油）；进食

的总热量不宜过高；适当食用优质蛋白食品；控制碳水化合物的摄入量；讲究膳食平衡，做到各种食品搭配进食；避免暴饮暴食。

②戒烟禁酒。

③预防高血压病。

④预防糖尿病。

⑤增加体力活动。

⑥心理因素。保持乐观情绪，避免忧伤，控制激动和急躁情绪，回避激怒刺激环境，消除紧张感，科学地处理日常事务。

（2）二级预防措施。如果冠心病已经发生，但尚未出现严重的临床症状而采取积极有效的治疗措施，阻止病变继续发生，并争取使之逆转，这就是冠心病的二级预防。二级预防措施如下。

①冠心病者的自我报警。凡突发上腹或胸部疼痛、胸闷、心慌、气短、疲乏、精神不振、烦躁、头晕等症状，一定要到医院去进行检查，一经确诊，及时治疗。

②高危人群定期检查。高危人群有高脂血症者、多年吸烟史者、高血压者、肥胖者、糖尿病者、有冠心病家族史者。应每年进行1次检查。

（3）三级预防措施。冠心病者实行有计划合理治疗和积极的自我保健相结合的对策，是防止冠心病复发和变化的关键，也是三级预防的关键。三级预防是指积极预防和治疗并发症、防止病情继续变化，减少并发症的出现，降低病死率，延长寿命。

心理保健方案

（1）中老年人心态不稳易患冠心病。冠心病多发生于中老年人，这与中老年人的心理特点是分不开的。中年人大多在工作岗位上是中坚力量，在家里也是上有年迈的父母要赡养，下有儿女要养育，生活的重担落在肩上。在现代高速度、快节奏的生活中，要不断地调整自己和更新观念，以适应社会的发展和变化，如此巨大的精神压力常常使中年人感到透不过气来。如果长期处于紧张的压力下，就会引发和加重冠心病。

老年人随着生理功能的衰退，心理方面也发生了变化，由于他们心理的平衡能力减弱，就会出现情绪不稳、易伤感、易激怒、忧郁悲观的现象，久而久之，也会诱发冠心病。

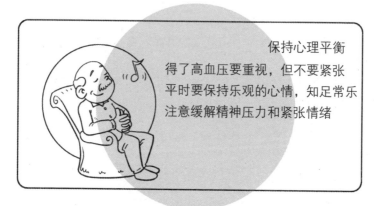

保持心理平衡

得了高血压要重视，但不要紧张
平时要保持乐观的心情，知足常乐
注意缓解精神压力和紧张情绪

（2）培养良好的性格预防冠心病。对冠心病者或有冠心病倾向的人来说，培养良好的情绪，及时对不良心理进行调试，做好心理保健是非常重要的。A型性格的人在应急情况下，血浆总胆固醇、三酰甘油、去甲肾上腺素、促肾上腺皮质激素和睾酮均升高，而这些物质与冠心病的形成和发展有密切关系。

培养良好的性格，一般可采取以下几个方法。

①从日常生活、工作着手，克服急躁情绪，以养成遇事不慌、处变不惊的素质。故而应建立一套新的行为规则，如行为的计划性，工作的条理性，使自己有规律的生活，有秩序地工作，形成不慌不忙、从容不迫的行为习惯，从而达到改掉易怒的坏脾气。

②干任何事情都要为自己确立合理的、适度的预期时间，不要对自己提出太高的要求，以免造成心理的超负荷。长期的心理压力过大，导致体内交感神经过度兴奋，血管收缩，使得心肌负担加重，久而久之，可引发冠心病。

③做放松疗法。于清晨或夜间，选择一个清静的环境，坐在一个舒适的位置上，双手自然放于两腿上，闭上眼睛，使自己安静下来，产生一种即将入睡的意向。放松全身肌肉，从头开始按顺序从上到下一直放松至脚。用鼻进行有意识的呼吸，呼气时默念"一"，吸气时注意自然放松，保持一定节律，持续 10～20 分钟，睁眼看

一下时间（不可使用闹钟或其他装置），然后再闭目静坐 5 ~ 10 分钟，试着排除一切思虑。不要刻意追求马上获得成功，而应采取顺其自然的态度，按进度练习，每天 1 ~ 2 次。练习中当思想分散时，应尽量把注意力集中到"一"上。绝大多数人经过一段时间的练习都会感到心情平静，精力充沛。

（3）建立良好的家庭和社会人际关系。与人为善、乐于助人是建立良好人际关系的根本所在，而良好的人际关系是身心健康的重要条件之一。首先要保持夫妻恩爱。夫妻关系是家庭关系的核心，夫妻是否恩爱，对于夫妻和家人的情绪、心境具有举足轻重的作用。夫妻朝夕相伴，白头偕老，只有"长相知，不相疑""心心相印""相敬如宾"，互相理解，互相关心，才能做到恩爱有加，使爱情之树常绿，避免夫妻感情不和甚至破裂，而产生无穷无尽的忧愁、烦恼和痛苦，而诱发和加重冠心病。

其次是要和家庭一切成员，包括子女、父母和亲戚保持关系的和睦，要常沟通、勤走动、多帮忙。同时要和邻里、同事和朋友保持关系的和谐。神经调节达到最佳状态，有利于预防和治疗冠心病。

（4）正确对待冠心病可以提高疗效。冠心病者首先应该向医师了解自己的病情，分析得病的原因，同时学习医学科普知识，对自己的病情做到心中有数，从而消除紧张、恐惧的心理，建立战胜疾病的心理防线，使自己处于情绪稳定、心情开朗的状态。

临床实践证明，动脉粥样硬化病变经过药物和某些特殊的治疗是可以减轻的，其所致的胸痛、胸闷、气促等临床症状经过正确的治疗也是可以完全缓解的。故冠心病患者应该树立战胜疾病的信心，主动配合医师治疗，医患之间良好的合作，常可收到满意的治疗效果。

（5）宜自我心理保健。冠心病者过度的情绪变化会引起变感神经功能亢进，使儿茶酚胺分泌增多，心脏活动增强，血压L高，心输出量增多，心肌耗氧量增多，从而诱发心绞痛、心肌梗死、心源性猝死等。因此，冠心病者，应随时注意调整自己的心理。

①对所患的病有正确的认识，不要加重自己的精神负担。严格遵循医生的嘱咐。

②合理安排生活，有规律有节奏，有张有弛。积极地参加平缓的文娱活动，如绘画、垂钓、种花、养鸟等。加强适合自己身体条件和病情的体育锻炼，如散步、慢跑、打太极拳等。

③加强道德和文化修养，避免不良情绪刺激，有烦恼和不愉快时要及时向朋友和亲属倾吐，情绪愤怒时要转移自己的注意力，消减自己的怒气。

④做到"知足常乐"，对外界的人和事不要期望过高，要适应社会环境的变迁。

（6）宜保持稳定而乐观的情绪。人的情绪对疾病的影响很大，特别对冠心病的影响更为明显。冠心病者情绪激动时，很可能诱发心绞痛及心肌梗死。因此冠心病者要尽量避免情绪激动。特别当家中发生不幸事件时，要特别冷静，注意休息，设法保持良好的睡眠，或从事一些轻体力劳动，以引开自己的思路，遣散忧愁、焦虑情绪。

对于病情尚不稳定的冠心病者来说，最好不要参加聚会联欢、观看文体比赛等。若因工作需要必须参加时，也应在平时服药的基础上，适当增加服药次数和药物用量，并注意保持稳定而乐观的情绪。外出参加各种活动时最好有亲属陪同，并随身携带急救药品。要避免饮用白酒，可采取以水代酒的办法适当应酬，聚会的时间也要有限制。

（7）青年冠心病者要克服心理障碍。因为社会原因，冠心病的发病年龄日趋年轻化。青年人患冠心病常以突发急性心肌梗死入院。年轻人身体素质好，身体恢复快，正因为这样，很多年轻人对疾病表现出"无畏"精神，认为死亡的威胁离自己很远，烟照抽、酒照喝。针对这类人群恢复期主要的任务是健康宣教，改变其不良的生活方式、行为方式，减少危险因素的存在。还有一些年轻患者表现出极度害怕、无助感。家属应给患者提供良好的心理支持，让患者明白任何疾病都是可以治疗的，都是可以控制的，良好的心理状态也是冠心病恢复的重要条件。

👤 家庭护理保健方法

（1）合并心绞痛的护理保健

①增加心肌供血，减轻疼痛。即刻放松休息，舌下含服 1 片硝酸甘油，保持平静至疼痛缓解。若疼痛经休息和含服 1 片硝酸甘油后未缓解，可每隔 5 分钟再含 1 片硝酸甘油，连续 3 片胸痛无改善或仍频繁发作胸痛者，应立即就医。

②增强对疼痛及服药的认识。有心绞痛发作史的患者，随身携带有效期限内的硝酸甘油片，且家中定期备有效期限内的药物，以不透光瓶子盛装，置于阴凉处。

③减少心肌耗氧量。需要抬高床头，协助采取舒适省力的卧位。提供温度、湿度合适的环境。将物品的摆设置于伸手可及处，减少不需要的耗氧量。必要时给氧，以鼻导管给予每分钟 1 ~ 2L 流速的氧气治疗。

④调整生活、饮食和运动方式，以减少危险因素。合并焦虑失眠、过于神经质者应寻求心理咨询辅导，学会放松休息。肥胖者应减轻体重。采取高纤维、低钠盐、低胆固醇饮食。建立规律运动的生活

习惯，每次运动前应有缓和的暖身运动，并注意空气流通。应戒烟，并避免吸入二手烟。

（2）合并心肌梗死的家庭护理保健。

①降低心肌耗氧量，减轻疼痛。患者采取舒适的体位，给予适宜的支持。将物品州于唾手可得处，以避免拿放物品时心肌耗氧量的增加。给予低钠、低热量的流质、软食，协助进食以减少心脏负荷。给予软便剂，依需要协助床边使用便盆椅。给予镇静安眠药物，并安排有安全感、温度、光线台宣的环境，促进睡眠，协助患者沐浴、更衣，增进舒适感。确保患者能有1～2小时持续睡眠休息，而不被中断。

②帮助患者认识活动耐受的相关知识。如活动后休息5分钟，心跳仍大于休息时20次，活动过程中感到眩晕、呼吸气促、虚脱感、皮肤湿冷和步态不稳皆为耐力不够的表现。出现活动耐受力不佳时，应立即停止活动，自行调节呼吸、放松休息。养成规律运动的习惯，渐进地达到心肺训练。每次运动前应有15～20分钟的暖身与缓和运动，有氧运动的时间至少30分钟。应避免在过闷、太热或太冷的环境中活动。两次活动之间应依耐受力的情形做适当休息，以利于心肺功能的恢复。

③建立渐进性运动计划，以增加活动耐受力。

急性期：使患者安全地卧床休息 48 ~ 72 小时。当生命体征稳定后，允许患者在床上完成一般梳洗，应协助患者拧干毛巾、准备温度适当的清水，协助患者盥洗。当患者感觉有体力时，可协助其坐于床边，晃动双脚，或在床上做全身关节运动，或下床使用便盆椅，使活动量渐进地增加。

亚急性期：由主动性关节运动与日常自我照顾开始渐进性增加运动，每次运动增加时，都应监测心率及血压、呼吸的变化。此期间可在监督协助下，允许患者在病房内短程步行和上厕所等，但心率增加不可大于休息时的 20% 以上，血压也不可增高 20mmHg 以上。运动前应清除呼吸道分泌物，必要时依医嘱先使用氧气。

（3）合并心律失常的家庭护理保健

指导安装人工永久起搏器者居家的自我照顾应避免出入高电量、强磁场的场所。一般电气用品少有危害，可较安全。不要随意抚弄起搏器的部位。其他问题就医时，应告知医师身上装置有人工心脏起搏器。随身携带识别卡，注明起搏器的种类、型号、设定、形式、速率、医院名称和医师姓名。自行检查植入部位有无红、肿、热、痛等炎症反应或出血现象，出现不适立即就医。手术后 6 周内避免抬举大于 2.3kg 的重物，以防导线移位。定期回诊，程控检查起搏器的各项功能。如有导线移位，气胸等并发症发生。应立即就医。若出现晕眩、无力、低血压，甚而晕厥的情形，可能是起搏器发生问题，应立即就医。

家庭护理知识

（1）患者心绞痛发作怎么办？如果已确诊心绞痛者，突然发生心绞痛时，可让患者采取舒适体位，解开衣扣，即刻将硝酸甘油放入患者舌下，使心绞痛缓解。如果口含1片硝酸甘油无效，可再含1～2片；如仍无效，心绞痛持续时间30分钟以上者要想到心肌梗死的可能，应速与医院联系。

（2）注意观察患者的表现。家属要注意观察患者的意识是否清楚，要注意患者的脸色，脉搏，有无呼吸困难，有无冷汗，皮肤口唇有无青紫，血压、颈部静脉是否怒张，下肢是否浮肿。

（3）确定时机送医院。脉搏极不规则或摸不到脉搏，血压下降，意识不清或抽搐，心绞痛发作且疼痛持续30分钟以上或含2～3次硝酸甘油不能缓解者，出冷汗，呼吸困难或端坐呼吸，咳嗽、咳血痰或粉红色泡沫痰，口唇出现青紫等现象均需送医院。

（4）协助患者做好养病工作。冠心病者及其家属要了解疾病相关知识，对防治冠心病心绞痛发作是有帮助的。

①生活有规律，每天散步。

②不办急事，不持重物。

③吃饭别过饱，遇事不烦恼，狂欢不得了，走路别赛跑。

④刮风下雨不出门，不洗热水凉水澡。

⑤吃菜不吃大肥肉，腰子肝脏都不要。

⑥盐量要控制，营养物质不可。

⑦不要多喝酒，要把烟戒掉。

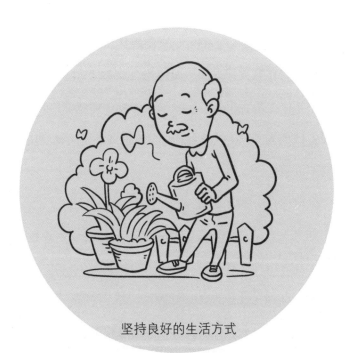

坚持良好的生活方式

心肌梗死的家庭自我救治

心肌梗死要想及时进行自我救治，应首先认识和了解心肌梗死发生的预期症状。

（1）原来健康，突然出现难以忍受的心前区胸骨后或上腹部剧烈疼痛。

（2）原有心绞痛，此时发作频繁加重，时间延长。

（3）含速效硝酸甘油片仍不能缓解疼痛。

（4）疼痛时伴有恶心、呕吐、腹泻等症状。

（5）疼痛时伴有大汗淋漓、面色苍白及心动过缓等症状。

（6）中年以上患者突然发生眩晕、休克等症状。

当患者或他人发现上述症状时，应该想到心肌梗死发生的可能，立即采取下列措施。

（1）卧床休息，不要走动。

（2）如身上有速效硝酸甘油片、冠心苏合丸或速效救心丸等药立即使用，并可用一些冠心病常用的药物和镇静剂。

（3）家中有氧气设备的立即吸氧。

（4）迅速找医生来家就诊或打电话找急救中心。

（5）如没有上述条件，可将患者进医院。

（6）有的患者此时要解大便，家人须在病情稍稳定后，扶患者到厕所。如大便干燥，可使用开塞露，切忌用力解大便，以免增加腹内压，造成猝死。

（7）大汗淋漓时，可先用人参煎水服，西洋参更好。

🅱 家庭自我监测方法

无论冠心病者或其家属为了掌握或便于掌握康复的进程和效果，都应注意观察并记录病情，以指导治疗，防止意外。自我监测的内容如下。

（1）自觉症状。自觉症状是否良好，包括精力是否充沛，情绪是否饱满，工作能力是否旺盛，食欲、睡眠、大小便是否正常；是否感到疲乏无力，有无心慌、胸闷、气短；有无疼痛，疼痛部位、性质、持续的时间有无头昏、头痛、耳鸣、眼黑、昏倒、水肿，夜间有无咳嗽、气喘，以及其他诱发因素；每天运动锻炼的项目、时间及运动量等。

（2）客观指标。包括每天起床前及活动时，每分钟的脉搏次数是否规则，休息时的呼吸频率、体温，每周测一次血压，每2周称1次体重。

（3）检查资料。包括心电图、超声心动圈、X线检查、血、尿化验结果等。

（4）治疗情况。包括所用药物、剂量、时间、效果、反应等。

按以上要求，做好记录，并定时与医生联系。

冠心病发作时家庭急救

心绞痛是冠状动脉供血不足及心肌耗氧量的增加，心肌急剧的、暂时的缺血和缺氧所引起的胸痛。心绞痛来势凶险，发作突然，很少有先兆。一般多与患者的情绪激动、劳累、兴奋、发怒、惊恐、受寒，以及外出步行、爬山、上楼、骑车、饱餐等有关。其疼痛部位多在前胸部，即以左侧腋前线、胸部上缘至上腹部为界的区域内，或在胸骨上部和中部。疼痛常放射到一侧或两侧上肢内侧面，少数患者亦可放射到下颌或口腔、牙齿等部位，但绝大多数患者亦可放射到下颌或口腔、牙齿等部位，但绝大多数不向腹中部放射。疼痛一般多于清晨或下半夜发作，每次持续 3 ～ 5 分钟，偶有持续 15 分钟之久，很少超过 30 分钟；大多数患者呈压榨性、紧缩性、阻塞性或窒息性疼痛，有时伴有濒死样恐惧感。舌下含服硝酸甘油片后可迅速缓解疼痛。如果发作已缓解还需平卧 1 小时方可下床。

如果患者病情险恶，胸痛不解，而且出现面色苍白、大汗淋漓，这可能不是一般的心绞痛发作，可能是发生心肌梗死了。此时就要将亚硝酸异戊酯用手帕包好，将其折断，移近鼻部2.5cm左右，吸入气体。如果患者情绪紧张，可给1片地西泮口服。另一方面要立即和急救中心联系，切不可随意搬动患者，如果距医院较近可用担架或床板将其抬去。

如果患者在心绞痛时又有心动过速出现，可在含服硝酸甘油的基础上加服1～2片乳酸普尼拉明片。

当冠心病心绞痛发作或心肌梗死时，一定要让患者平卧，不要随意搬动，不要急于就诊，更不能勉强扶患者去医院。可在家中按上述方法首先抢救，如果是心绞痛发作，经过处理可缓解。如果是心肌梗死则不缓解，需立即向急救中心求助。

🧍 家庭推拿按摩

（1）患者坐或俯卧，医者用拇指按揉心俞穴并挤推至膈俞穴各1～3分钟。

（2）对心绞痛剧者，加按至阳穴（背部中线，第7～8椎棘之间）1～3分钟。

（3）医者以空掌拍打患者肩背部1分钟，手法要轻柔适当。

（4）按揉双侧内关穴各1分钟。

（5）患者仰卧，医者用手掌置患者胸上部，经肩前至上肢内侧做推拿各10次，然后以掌在心前区做快速的揉搓3～5分钟。

（6）拿揉上肢内侧肌肉3～5次，并以食、中指点按极泉穴1分钟。

随症加减如下。

如心慌、胸闷、失眠严重者，基本手法加点按神门、通里穴各1分钟，按揉膻中穴1～3分钟，并配合掌摩法；按揉并槎擦涌泉穴，以热为度。

如头晕欲呕，食欲不振者，基本手法再加按揉中脘穴1分钟；顺、逆时针摩腹3～5分钟；按揉太阳、印堂、足三里穴各1分钟。

冠心病常于夜间发作，故每次睡前可轻拍心前区20～30次，点按极泉、内关穴各1～3分钟，作为预防。

老年冠心病者性生活注意事项

性爱是夫妻生活中不可缺少的内容，适度而和谐的性生活，可以给夫妇双方带来很大的乐趣，也是维系正常夫妻关系、增进感情的必要方式。从这种意义上讲，各种疾病患者，包括冠心病者也都需要性生活。然而，很多冠心病者，由于担心过性生活会加重病情，或者诱发心绞痛或心肌梗死，而不敢有此"奢望"。其实，大部分冠心病者，急性发作后经过较充分的治疗和康复休养后，心脏功能恢复较好时，都可以适度地过性生活。当然，其前提是，对自己的病情特别是心脏功能状况必须有透彻的了解。

毋庸讳言，性生活活动会较大幅度地增加心脏的负荷，有诱发心绞痛或心肌梗死甚至猝死的可能性，要担一定风险。在诱发冠心病的诸多因素中，过劳、饱餐和剧烈情绪波动等是最重要的因素。

性交活动既会增加体力负担，又会出现强烈的精神兴奋。有人观察了性交时的血压和心率变化性交达高潮时，收缩压可增高 30～80mmHg，舒张压增高 20～50mmHg；心率增加每分钟60～70 次。心肌耗氧量明显增加，心脏负荷明显加重。据称，性交时心脏负荷相当于轻至中度用力活动；性交全过程所耗能量相当于登 2～3 层楼所耗能量。一些实验数据也证明，性交高潮时可以出现明显的心肌缺血变化。虽然性交时的一情绪波动幅度大，但并非突如其来的意外刺激而是愉悦性的，其致病作用不像强烈的、突然的劣性精神刺激那么强。

尽管性交活动可以诱发冠心病急性发作，然而，实际上，它诱发冠心病发作的机会，并不显著。实际上，人们每日的生活活动多属轻、中度用力，与性交活动时用力强度相近。这就表明，尽管性交活动会增加心脏负荷，但其强度并不显著高于日常生活活动。所以，过性生活诱发冠心病急性发作的实际概率并不显著高于日常生活活动。

那么，是不是所有的冠心病者都可以过性生活呢？当然不是。心绞痛频频发作和急性心肌梗死病情严重者，尤其是有心力衰竭和各种室性心律不齐等并发症的患者，必须卧床静养或住院治疗，只有当心绞痛已经被有效控制，基本上不再发作；急性心肌梗死经过有效治疗病情已经稳定，各种并发症均已不复存在，并且经过 2 ~ 6 个月的恢复期后能够胜任轻至中度强度的日常生活活动，登三层楼时无心绞痛发作，无其他症状和明显不适感，心电图上无心肌缺血征象者，方可考虑过性生活。

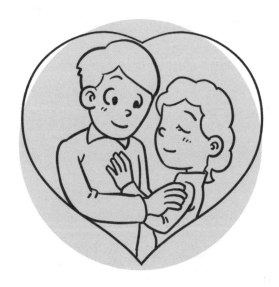

老年冠心病患者，要想在病情稳定时进行性生活须注意以下几点。

（1）注意环境和室温。老年人机体调节能力差，对寒冷和炎热适应性差，寒冷时性兴奋降低，炎热时性交易大汗虚脱，故老年冠心病者的性生活应避免在寒冷和炎热环境中进行。

（2）注意性交之前的爱抚。老年冠心病者的性生活应以性游戏为主，少射精或不射精。性交前要进行充分的爱抚动作，唤起双方性兴奋。要有耐心，不要急于求成，要保持性同步，这样才能达到和谐与满足。

（3）注意性交姿势。老年冠心病者由于体力和体质下降，肺活量降低，适宜选择侧卧位，比较省力，又不影响肺活量，同时可配合手的其他爱抚动作，以增强性快感。

（4）避免饱餐和饮酒后性交。由于饱餐和饮酒后血流更多地向胃肠道分布，使本来就处于缺血状态的冠心病心肌就更缺血易于诱发心绞痛。

（5）避免激烈运动。性交时过度兴奋和激烈运动会明显增加心肺负担，不利于老年人身体健康。尤其是冠心病者会加重心肌缺血缺氧，诱发心绞痛，严重的可导致猝死。对于患有冠心病的老年人性交前最好能有充足的休息和睡眠，以增加体力。

（6）备用应急药物。患有冠心病的老年人，其性生活应在病情

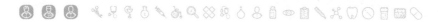

稳定期间进行。必要时可于性交前半小时舌下含服1片硝酸甘油。同时应将平时备用的急救药物放在床头，以备急用。

（7）若性交时或性交后有下列情形时应就医。胸痛不适、呼吸困难或心跳加速且经休息15分钟以上不缓解的，或性交后无法入睡休息的。